Walid Feki
Rim Kammoun
Salma Kallel

Educação terapêutica para doentes com DPOC

Walid Feki
Rim Kammoun
Salma Kallel

Educação terapêutica para doentes com DPOC

na clínica geral

ScienciaScripts

Cover image: www.ingimage.com

This book is a translation from the original published under ISBN 978-620-6-71394-4.

Publisher:
Sciencia Scripts
is a trademark of
Dodo Books Indian Ocean Ltd. and OmniScriptum S.R.L publishing group

120 High Road, East Finchley, London, N2 9ED, United Kingdom
Str. Armeneasca 28/1, office 1, Chisinau MD-2012, Republic of Moldova, Europe
Managing Directors: Ieva Konstantinova, Victoria Ursu
info@omniscriptum.com

Printed at: see last page
ISBN: 978-620-8-39320-5

Conteúdo

1 Introdução

Entre as doenças crónicas, a doença pulmonar obstrutiva crónica (DPOC) é uma das principais causas de morbilidade e mortalidade no mundo, com um peso social e económico crescente.

É definida como "uma doença comum, evitável e tratável, caracterizada por sintomas respiratórios persistentes e limitação persistente do fluxo de ar devido a anomalias das vias aéreas e/ou alveolares, frequentemente causadas por uma exposição significativa a partículas ou gases nocivos"[3].

É uma doença que durante muito tempo foi assintomática ou pauci-sintomática e não é reconhecida pela população em geral[4] . O atraso no diagnóstico leva a um atraso no tratamento global e afecta negativamente o prognóstico[5] .

A nível mundial, a prevalência da DPOC tem vindo a aumentar de forma constante nos últimos 30 anos, com mais de 64 milhões de doentes e mais de 3,2 milhões de mortes em 2015, ou seja, 6% da população adulta e 9 a 10% das pessoas com mais de 40 anos[6] A Tunísia não é exceção a esta tendência geral, com uma prevalência de DPOC de 7,8%[7] .

Os doentes com DPOC, como todos os doentes crónicos, têm frequentemente muita dificuldade em aderir plenamente aos seus tratamentos e aos conselhos dos seus prestadores de cuidados [1,3].

Daí o papel da Educação Terapêutica do Doente (ETP), que se destina a doentes com uma doença crónica para os quais a aprendizagem de competências e comportamentos de saúde é essencial. O seu objetivo é tornar os doentes mais autónomos, facilitando-lhes a adesão aos tratamentos prescritos, melhorando assim a sua qualidade de vida[9].

A TVE é atualmente objeto de vários projectos de investigação. A sua definição e aplicação estão a evoluir. Do mesmo modo, as orientações para a gestão das doenças crónicas atribuem um lugar essencial à TVE na gestão da doença. Em França, por exemplo, a educação terapêutica é citada antes mesmo dos tratamentos farmacológicos na gestão da diabetes de tipo 2, de acordo com a Alta Autoridade Francesa para a Saúde (HAS) no seu guia "Affection Longue Durée 8"[10].

Os benefícios da TVE para os doentes com DPOC são menos claros[11,12], mas são suficientes para justificar a sua aplicação, nomeadamente no âmbito de um programa de reabilitação respiratória[13]. Isto permitirá aos doentes retardar as complicações inerentes à sua doença e reduzir a sua dependência, permitindo-lhes integrar a sua deficiência na sua vida quotidiana.

Embora a TVE tenha começado a ser praticada regularmente em departamentos hospitalares especializados nos países do Norte de África [14], parece importante que esta disciplina seja praticada por médicos de clínica geral (GP), que são os coordenadores do percurso de cuidados e os mais frequentemente consultados pelos doentes com DPOC [15,16].

Tanto quanto sabemos, a prática da ETP entre os doentes tunisinos com DPOC pelos médicos de clínica geral não foi avaliada. Daí a ideia de realizar um inquérito junto dos médicos de clínica geral do sector liberal de Sfax, a fim de atingir os seguintes objectivos

1- Avaliação da opinião dos médicos de clínica geral sobre a TVE na DPOC

2- Avaliar a prática da TVE pelos médicos de clínica geral com doentes com DPOC.

3- Avaliar os conhecimentos teóricos e o nível de envolvimento dos médicos de clínica geral na gestão dos doentes com DPOC.

Os resultados serão utilizados para desenvolver novas formas de melhorar a gestão dos doentes com DPOC e a integração da educação terapêutica.

2 TEMAS E MÉTODOS

1. TIPO DE ESTUDO

Trata-se de um estudo transversal descritivo, do tipo CAP. Este estudo é realizado junto de uma população específica para identificar os conhecimentos (C), as atitudes (A) e as práticas (P) dessa população sobre um tema específico.

2. LOCALIZAÇÃO DO ESTUDO

O nosso estudo é um inquérito aos médicos de clínica geral da província de Sfax.

3. PERÍODO DE ESTUDO

O estudo decorreu durante um período de 4 meses, de 1 de dezembro de 2015 a 31 de março de 2016.

4. POPULAÇÃO ESTUDADA

A população do estudo era constituída por médicos de clínica geral selecionados aleatoriamente por amostragem elementar a partir da lista de médicos de clínica geral registados no Conselho Regional de Medicina de Sfax (CROM) e que satisfaziam os seguintes critérios

4.1. Critérios de inclusão

- Trabalhar no sector privado
- Atividade na região de Sfax
- Qualquer que seja a sua orientação na prática quotidiana

4.2. Critérios de não-inclusão

- Médicos hospitalares
- Médicos de substituição

5. RECOLHA DE DADOS

5.1. Elaboração do questionário

O estudo foi efectuado sob a forma de dois questionários.

tS O primeiro questionário baseia-se num inquérito aos médicos de clínica geral realizado em 2011[17]. As perguntas são abertas e foi elaborada uma grelha de recolha de dados **(Anexo 1).**

Foram obtidos dados epidemiológicos de base para cada médico inquirido (idade, sexo e caraterísticas da prática médica). Este questionário foi utilizado para interrogar os médicos de clínica geral sobre :

- Qual é o papel do médico de clínica geral no tratamento da DPOC?
- Educação terapêutica: Praticam a educação terapêutica? Se sim, como? Se não, porquê? Consideram que deve ser desenvolvida e como? Que objectivos devem ser atingidos? As suas expectativas em termos de TVE na DPOC.
- Opinião dos médicos de clínica geral sobre os doentes com DPOC: estão a

pedir TVE? Porque é que o querem?
Durante a entrevista, foram colocadas um total de 8 a 10 perguntas.

Í3 O Bristol COPD Knowledge Questionnaire (BCKQ)[18] é o segundo questionário dedicado aos conhecimentos dos médicos de clínica geral, traduzido para francês e acompanhado de uma grelha de respostas corretas. **(Anexo 2).**

Inclui 65 itens com uma resposta simplificada de 3 itens ("verdadeiro", "falso", "não sei").

Os primeiros 2 itens dizem respeito a conhecimentos gerais sobre a DPOC: alguns dados epidemiológicos, métodos de rastreio e de diagnóstico, etc.

- Três itens centrados no conhecimento de diferentes sinais clínicos
- Cinco itens que avaliam as suas competências em relação às modalidades terapêuticas,
- Dois itens relativos à prevenção primária e secundária (centrados na cessação do tabagismo e na vacinação)
- Um artigo sobre a reabilitação respiratória que sublinha o papel da atividade física na DPOC.

5.2. Contacto com os médicos

5.2.1. A primeira fase

Os médicos foram contactados por telefone, informando-os de que iriam realizar um inquérito sobre um tema de atualidade médica no âmbito de uma tese médica.

Os médicos foram então convidados a comunicar-nos por telefone se concordavam ou não em participar.

5.2.2. A segunda fase

Os médicos que nos deram o seu acordo foram convidados a escolher um momento adequado para receber o questionário, respondê-lo e entregá-lo ao médico investigador num prazo especificado pelo inquirido (máximo uma semana). A hora foi escolhida de acordo com o período de disponibilidade mais adequado para o médico, ou seja, fora de uma consulta.

6. ESTUDO ESTATÍSTICO

- Os dados dos formulários completos foram introduzidos e analisados utilizando o software SPSS II versão 20.0.
- Os formulários preenchidos de forma incompleta foram rejeitados.
- Os valores numéricos foram expressos como média mais ou menos o desvio padrão.
- A associação entre variáveis categóricas foi calculada utilizando o teste Chi2 corrigido de Fisher para números pequenos.
- As comparações entre variáveis quantitativas foram efectuadas utilizando o

teste T de Student.

- A significância é adquirida para um $p < 0,05$ para todos os testes estatísticos.

3 RESULTADOS

1. ANÁLISE DA PARTICIPAÇÃO

1.1. Taxa de participação

Dos 100 médicos inicialmente contactados, 85 aceitaram participar no inquérito. Oitenta preencheram corretamente o questionário, o que corresponde a uma taxa de participação global de 80%. Os cinco formulários incompletos foram rejeitados.

1.2. Não respondentes

Os médicos que não responderam ao questionário foram divididos em duas categorias:

Os que se recusaram a participar no estudo quando foram contactados pela primeira vez. Foram 15. Os motivos invocados foram os seguintes

- Demasiadas exigências e falta de tempo (para 3 médicos)
- Recusa de resposta a teses médicas (para 1 médico)
- Falta de interesse pelo tema da DPOC (para 1 médico)
- Barragem secreta (para 3 médicos)
- Prática específica (para 2 médicos)
- Aproximação da reforma (para 1 médico)
- Sem motivo (para 4 médicos)

Houve 5 médicos que não preencheram corretamente os formulários do questionário e cujos formulários foram posteriormente descartados. (Figura 1)

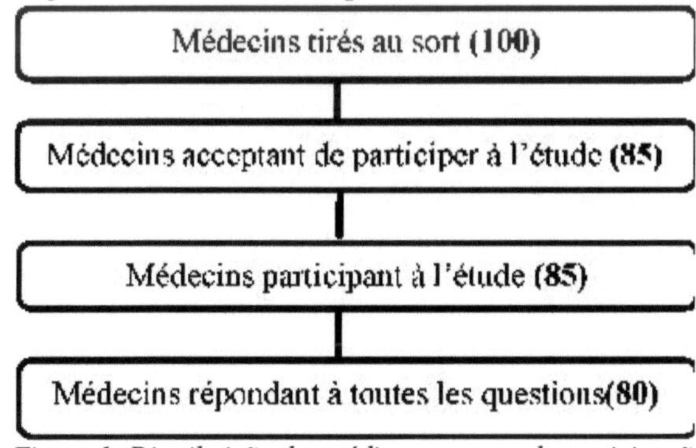

Figura 1: Distribuição dos médicos por taxa de participação

2. PERFIL DOS MÉDICOS QUE RESPONDERAM CORRECTAMENTE

2.1. Idade e género dos médicos

2.1.1. Idade :

A média de idades dos médicos incluídos no estudo é de 49 anos, com extremos que variam entre os 30 e os 65 anos. As duas faixas etárias mais comuns foram

[36-45] e [46-55] (Figura 2).

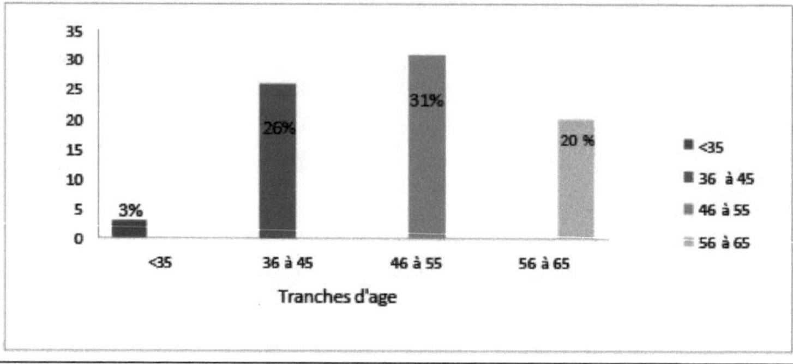

Figura 2: Repartição dos médicos por grupo etário

2.1.2. Tipo

A maioria dos médicos inquiridos eram homens (71%), com um rácio de sexos estimado em 2,4 (Figura 3).

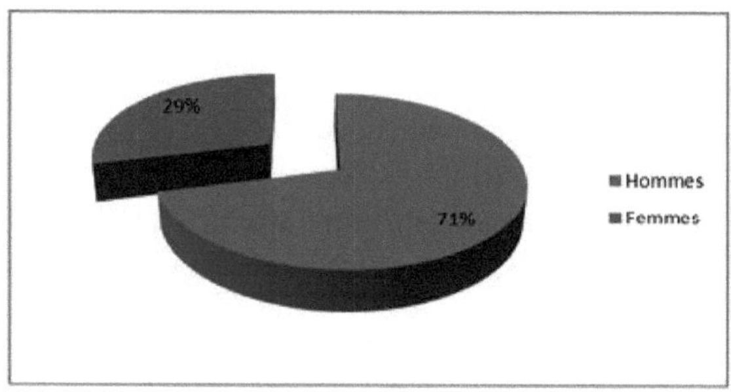

Figura 3: Repartição dos médicos por género

2.3. Caraterísticas profissionais dos médicos

2.3.1. Local de trabalho

97% dos médicos de clínica geral exerciam a sua atividade em zonas urbanas. (Figura 4).

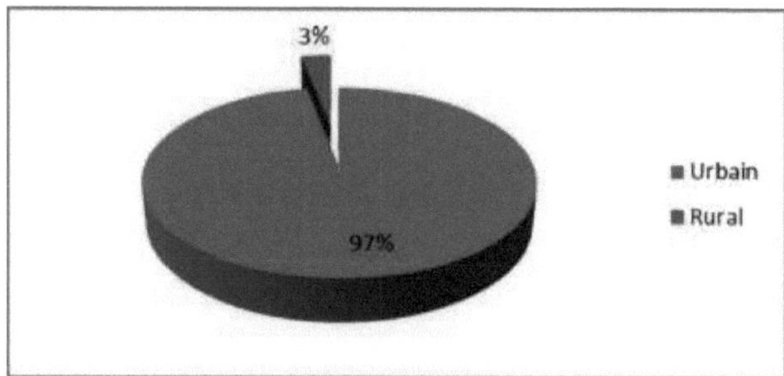

Figura 4: Repartição das séries por local de prática

2.3.2. Tipo de prática

A maioria dos médicos inquiridos exerce a sua atividade em consultórios privados (**Figura 5**).

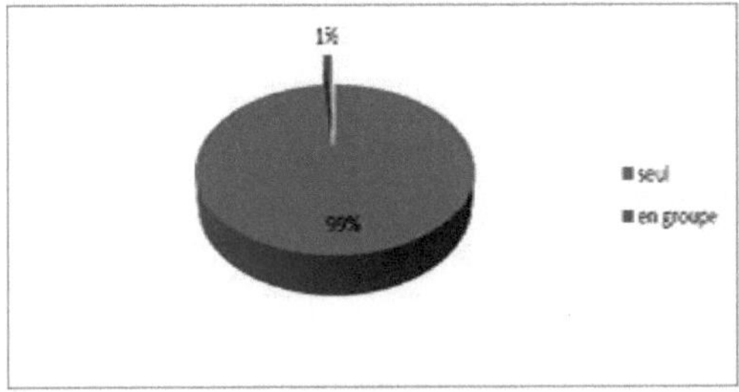

Figura 5: Repartição das séries por tipo de prática

2.3.3. Diplomas de especialista para médicos de clínica geral

Para clarificar as áreas específicas em que os médicos de família trabalham, foi-lhes colocada uma questão sobre as qualificações pós-graduadas que tinham obtido. A homeopatia e a medicina estética foram as mais frequentes. **[Tabela I]**

Quadro I: Práticas específicas dos médicos inquiridos

Diploma especializado	Força de trabalho
Medicina estética	4
Homeopatia	3
Geriatria	2
Fitoterapia	2
Dieta	2

3. CONHECIMENTO TEÓRICO DA BPCO

Foram colocadas aos médicos várias questões relacionadas com a DPOC, avaliando vários domínios.

A taxa de respostas corretas ao questionário que avalia os conhecimentos dos médicos sobre a educação em matéria de DPOC (avaliada utilizando o BCKQ) foi de 72%.

3.1.Conhecimentos gerais

3.1.1. Definição

Quando solicitados a caraterizar o termo "doença crónica", 70% dos médicos de família sublinharam a noção de gravidade (**Figura 6**).

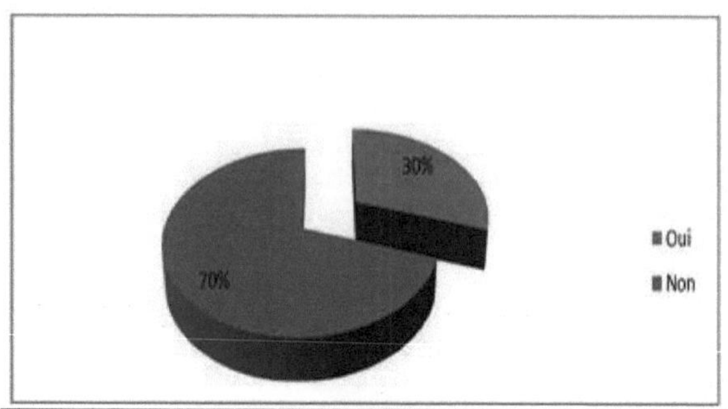

Figura 6: Respostas dos médicos à pergunta "Na DPOC, 'crónica' significa grave? significa que é grave?"

3.1.2. Factores de risco

3.1.2.1. Idade de início

Sessenta e um por cento dos participantes consideram que a DPOC é invulgar em pessoas com menos de 40 anos, independentemente do seu estatuto de fumador (Figura 7).

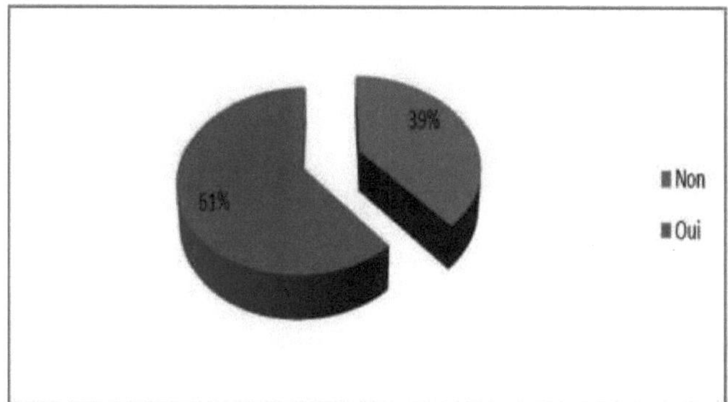

Figura 7: Distribuição das respostas dos médicos à pergunta "A DPOC é invulgar antes dos 40 anos?

3.1.2.2. Género

Setenta e quatro dos médicos de clínica geral (93%) não acreditam que as mulheres sejam menos vulneráveis aos efeitos do tabaco do que os homens. Consequentemente, são igualmente sensíveis ao tabaco e podem desenvolver DPOC se fumarem a mesma quantidade.

3.1.2.3. Tabaco

Mais de 80% dos casos de DPOC são causados pelo tabagismo, de acordo com 91,3% dos médicos.

3.1.2.4. Exposição

A DPOC também pode ser causada por exposição profissional, de acordo com 88,8% dos médicos inquiridos.

3.1.2.5. *Asma e DPOC*

A asma prolongada pode evoluir para DPOC, de acordo com 47% dos inquiridos.

3.1.2.6. *Fator genético*

À pergunta "A DPOC é uma doença hereditária? setenta e seis dos participantes (95%) responderam que não e apenas 4 (5%) médicos consideraram que a DPOC é de facto uma doença hereditária.

3.2.Diagnóstico de DPOC

3.2.1. Sinais funcionais e físicos

Os médicos inquiridos identificaram vários sinais funcionais. A maioria dos médicos considerou a tosse, a expetoração e a astenia como os sinais mais frequentes que acompanham um doente com DPOC.

Do mesmo modo, 91% dos médicos de clínica geral consideram que a pieira é um sinal físico frequentemente presente na DPOC. (**Figura 8**)

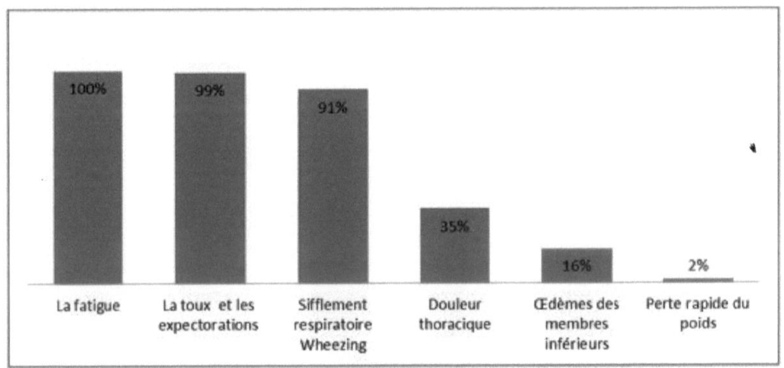

Figura 8: Distribuição dos sinais funcionais de acordo com a sua frequência na DPOC, segundo os médicos de clínica geral

3.2.1.1. *Dispneia*

- *Impacto*

Foram feitas várias perguntas sobre a dispneia. De acordo com 70% (n=56) dos médicos inquiridos, a dispneia grave pode impedir as viagens aéreas.

Setenta e nove por cento (n=63) dos médicos de clínica geral afirmaram que a dispneia pode ser agravada pela ingestão de grandes refeições.

- *Causas*

Quanto às causas da dispneia, 67,5% dos médicos afirmam que se deve a um estreitamento dos brônquios.

Cinquenta e oito dos médicos de família (73%) consideraram-na uma resposta normal ao esforço. [**Tabela II**]

Quadro II: Caracterização da dispneia segundo os médicos

Perguntas	Sim(%)

A dispneia grave impede as viagens aéreas70
A dispneia pode ser agravada por grandes refeições79
A dispneia significa que os seus níveis de oxigénio são baixos58
A dispneia é uma resposta normal ao esforço73
68
A dispneia é causada principalmente pelo estreitamento dos tubos brônquicos
A dispneia reflecte níveis baixos de oxigénio58

3.2.1.2. Tosse

A tosse é considerada um sintoma frequente na DPOC pela maioria dos inquiridos (98%).

3.2.1.3. Escarro

A expetoração é um sintoma frequente na DPOC, como afirmaram 100% dos médicos.

3.2.2. Exames complementares

3.2.2.1. Espirometria

Para diagnosticar a DPOC, 49% dos médicos de clínica geral utilizaram apenas critérios clínicos, em comparação com 51% que utilizaram testes respiratórios. (Figura 9)

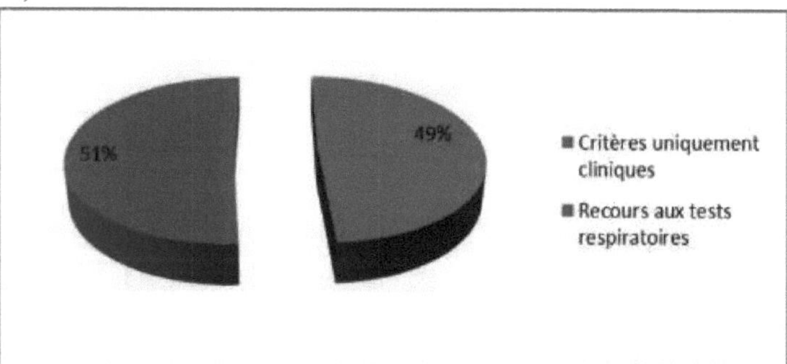

Figura 9: Distribuição das respostas de acordo com os critérios adoptados para o diagnóstico da DPOC

3.2.2.2. Oximetria de pulso e gases sanguíneos

Na DPOC, os níveis de oxigénio no sangue são sempre baixos, de acordo com 36% dos inquiridos.

3.3. Tratamento da DPOC

3.3.1. Medidas de carácter geral

3.3.1.1. Cessação do tabagismo

Foram feitas várias perguntas sobre os benefícios de deixar de fumar. Todos os nossos inquiridos estão convencidos de que deixar de fumar é sempre útil e que nunca é demasiado tarde para parar, mesmo que a doença já se tenha instalado.

Isto melhorou os sintomas da DPOC e abrandou outras lesões pulmonares. A função pulmonar pode recuperar, de acordo com 78% dos nossos inquiridos **(Figura 10)**.

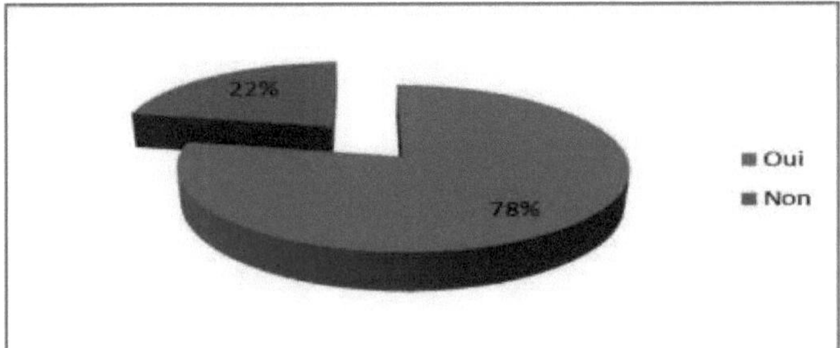

Figura 10: A cessação do tabagismo melhora a função pulmonar?

Para vinte e seis médicos (32,5%), as terapias de substituição da nicotina só estão disponíveis mediante receita médica.

3.3.1.2. Vacinação

Ao mesmo tempo, foram feitas perguntas aos médicos sobre a vacinação. No que diz respeito às indicações para a vacinação contra a gripe, todos os médicos a consideraram necessária mesmo antes dos 65 anos de idade e, segundo todos os inquiridos, é recomendada uma dose de reforço todos os anos. **[Quadro III]**.

Quadro III: O que se sabe sobre o local de vacinação na DPOC

Perguntas	Sim %

Recomenda-se um reforço da gripe todos os anos100
A gripe pode desenvolver-se após a vacinação66
5 Pode ser vacinado contra a gripe, exceto se tiver 65 anos ou mais 0 A vacina pneumocócica protege contra todas as formas de pneumonia
46 Pode tomar a vacina pneumocócica e a vacina da gripe no mesmo dia.

3.3.2. Tratamento médico

Foram colocadas aos médicos de clínica geral várias questões relacionadas com as diferentes classes de medicamentos utilizados nos doentes com DPOC.

3.3.2.1. Broncodilatadores inalados

As respostas variaram consoante as questões colocadas, como mostra o quadro seguinte.

quadro seguinte **[Quadro IV]**

Quadro IV: Repartição das respostas dos médicos inquiridos relativamente aos brônquios. dilatadores inalatórios (BD)

Perguntas sobre a BD inalada	Sim (%)
Todas as bandas desenhadas funcionam rapidamente (em 10	40

minutos)?	
As BDs de curta e longa ação podem ser tomadas no mesmo dia?	97,5
Os BD inalados reduzem a produção de expetoração?	50
As câmaras de inalação precisam de ser secas com uma toalha após a lavagem?	66
A utilização de uma câmara de inalação aumenta a quantidade de medicamento inalado nos pulmões?	85
Os tremores podem ser um efeito secundário dos broncodilatadores?	84

3.3.2.2. Tratamento antibiótico na DPOC

As respostas relativas à terapêutica com antibióticos distribuíram-se da seguinte forma: **[Tabela V]**

Quadro V: Repartição das respostas dos médicos inquiridos relativamente aos antibióticos

Perguntas	Sim (%)
Para ser eficaz, o tratamento com antibióticos deve durar pelo menos 10 dias?	62.5
A utilização excessiva de antibióticos pode conduzir a bactérias resistentes?	100
Os antibióticos erradicam todas as infecções pulmonares?	0
O tratamento com antibióticos é necessário para todas as exacerbações, mesmo as mais ligeiras?	35
Deve procurar aconselhamento se a toma de antibióticos estiver associada a diarreia grave?	53,8

3.3.2.3. Corticosteróides

TS **Corticoi'des orais**

- Indicações e contra-indicações

De acordo com 11% dos inquiridos, a utilização de corticosteróides orais fortalece os músculos.

A coexistência de superinfeção pulmonar é considerada uma contraindicação absoluta à prescrição de corticóides orais por 46% dos médicos.

À pergunta "Há indicação para corticosteróides orais sempre que há uma exacerbação?", 43,8% dos nossos inquiridos responderam afirmativamente.

- Efeitos secundários

Todos os médicos de clínica geral consideram que o risco de efeitos secundários a longo prazo dos corticóides é menor com tratamentos de curta duração do que com tratamentos contínuos (a longo prazo).

Entre estes efeitos secundários, a má absorção é um efeito secundário frequente da utilização de corticosteróides, de acordo com 37,5% dos médicos.

Quarenta e um médicos de clínica geral (51%) consideraram que os corticosteróides orais podem contribuir para um aumento do apetite.

3.3.2.3.2. Corticóides inalados

Os médicos inquiridos referiram opiniões divergentes sobre a utilização de corticóides inalados. Todos os dados são apresentados no quadro seguinte: **[Quadro VI]**.

Quadro VI: Repartição das respostas relativas aos corticóides inalados

Perguntas	Sim (%)
Os corticóides inalados podem ser tomados mesmo que tenham sido prescritos corticóides orais.	87,5
Os corticóides inalados podem aliviar rapidamente a dispneia	46 ,2
A câmara de inalação reduz o risco de contrair candidíase oral	49
Os corticóides inalados devem ser tomados antes dos broncodilatadores	29
Os corticosteróides inalados melhoram a função pulmonar na DPOC	65

1.4.Exacerbações

1.4.1. Relação entre exacerbação e infeção

As exacerbações da DPOC nem sempre são de origem infecciosa, de acordo com 84% (n=67) dos médicos.

Quando os médicos foram questionados sobre os sinais sugestivos de infeção pulmonar, as respostas foram resumidas na seguinte tabela: **[Tabela VII]**.

Quadro VII: Sinais associados à superinfeção brônquica

Perguntas	Sim (%)
As infecções pulmonares causam frequentemente hemoptise	18
Nas infecções pulmonares, a expetoração é geralmente colorida (amarela ou verde)	tornar-se 97
As infecções pulmonares estão sempre associadas a febre	3

1.4.2. Tratamento da expetoração

Para reduzir a produção de expetoração, os médicos sugeriram fisioterapia respiratória em 81% dos casos e broncodilatadores em 50% dos casos. **(Figura 11)**.

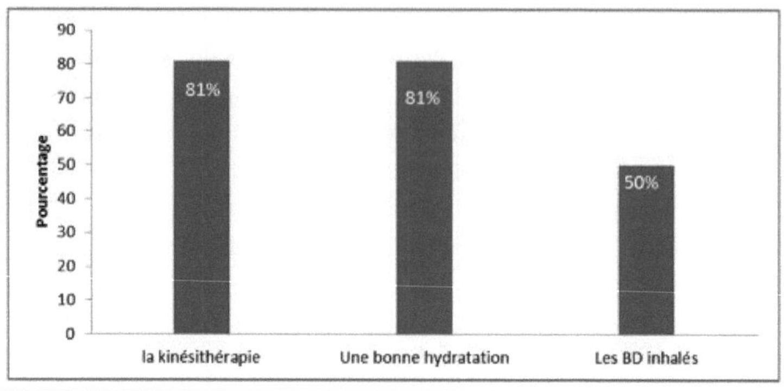

Figura 11: Distribuição das respostas relativas aos métodos terapêuticos utilizados para reduzir a produção de expetoração.

1.5.DPOC e atividade física

1.5.1. Benefícios e malefícios da reabilitação física

A maioria dos médicos inquiridos considera que a atividade física nos doentes com DPOC é benéfica. De acordo com 82,5% (n=66), ajuda a manter a densidade óssea e 91,3% (n=73) acreditam que alivia a depressão. Por outro lado, 21,25% (n=17) dos médicos consideram que a atividade desportiva é prejudicial para os pulmões dos doentes com DPOC, pelo que deve ser evitada. **[Tabela VIII]**

Quadro VIII: DPOC e atividade física :

Opinião dos médicos de clínica geral sobre a atividade física	Sim(%)
O exercício físico deve ser evitado, uma vez que é prejudicial para os pulmões	21
O exercício físico pode ajudar a manter a densidade óssea	83
O exercício físico ajuda a aliviar a depressão	91
O exercício deve ser interrompido se provocar dispneia	69

1.5.2. Tipo de exercício

De acordo com 86% (n=67) dos participantes, caminhar contribui melhor para a reabilitação física após o exercício do que outros exercícios respiratórios.

4. EDUCAÇÃO TERAPÊUTICA DOS MÉDICOS DE CLÍNICA GERAL PARA OS DOENTES COM BPCO

4.1.O papel do médico de clínica geral na gestão dos doentes com DPOC?

De acordo com 86% dos médicos de família inquiridos, o papel do médico de família é monitorizar e tratar a doença. Segue-se o rastreio, a prevenção (79%) e a gestão de episódios agudos (77%). **(Figura 12).**

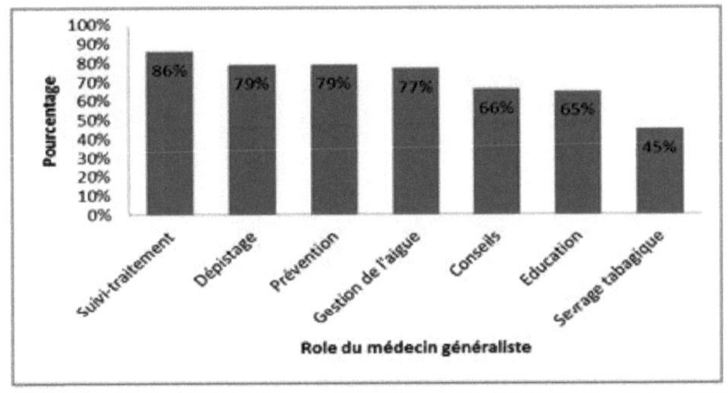

Figura 12: Repartição das respostas relativas ao papel dos médicos de clínica geral na gestão da DPOC

4.2.Educação terapêutica

4.2.1. Em teoria

De acordo com os médicos inquiridos, os médicos de família e os pneumologistas devem ser os principais intervenientes na TVE (96% e 87%, respetivamente). **(Figura 13).**

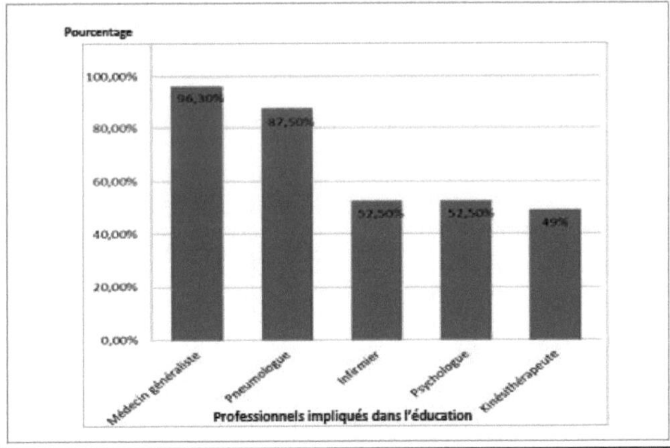

Figura 13: Classificação dos profissionais que devem prestar TVE, de acordo com os médicos de família inquiridos.

4.2.2. Na prática

Cinquenta e quatro médicos de clínica geral (67%) deram formação terapêutica aos seus doentes com DPOC. **(Figura 14)**

De acordo com 52% dos médicos de família, estes são os principais intervenientes na DPOC. De acordo com 23% dos inquiridos, o encaminhamento para um pneumologista é essencial para o diagnóstico. A gestão em colaboração com o respirologista foi citada por 46% dos inquiridos.

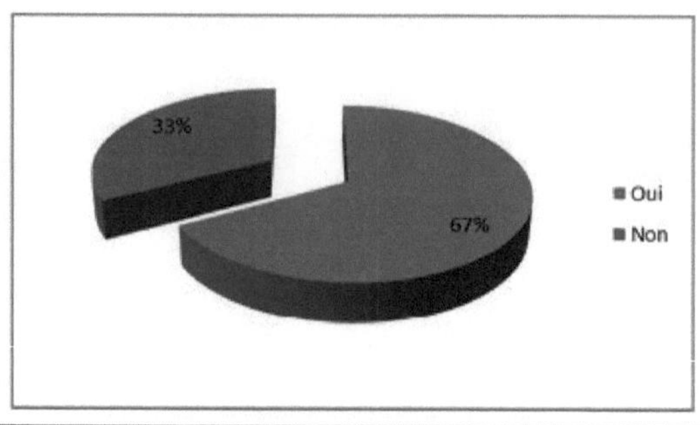

Figura 14: Percentagem de médicos de clínica geral que fornecem TVE a doentes com DPOC

4.2.3. Métodos de educação terapêutica

4.2.3.1. Local de prática da educação terapêutica

A educação terapêutica é praticada por 94% dos médicos nos seus consultórios. **[Quadro IX]**.

Quadro IX: Localização do ensino ministrado pelos médicos de clínica geral

Localização	Percentagem
Armário	94
Hospital	2
Cirurgia e hospital	.

4.2.3.2. Outros locais propostos

Outros locais foram mencionados por alguns médicos como possíveis sítios de ensino **[Quadro X]**.

Quadro X: Outros locais de formação terapêutica mencionados pelos médicos de família

Outro local proposto para o TVE	Percentagem (%)
Centro dedicado	27,5
Media	5
Seminários de formação	2,5
Início	2.5

4.2.3.3. Estruturas de ensino terapêutico

Relativamente ao grupo de médicos que praticam TVE, foi-lhes perguntado sobre a existência de uma estrutura especializada que ofereça TVE, tendo as suas respostas sido compiladas na tabela seguinte:

[Quadro XI]

Quadro XI: Respostas à pergunta "Existe uma estrutura que ofereça TVE na Tunísia?

Estruturas que oferecem TVE	Força de trabalho	Percentagem (%)
Não	47	58.8
DPOC asma escola	2	4.1

Centro de Retirada de Ariana	1	1.3
Centro de Cessação do Tabagismo Charles Nicolle	1	1.3
Serviço de Pneumologia Sfax	2	2.5

4.2.3.4. Apoio aos doentes

De acordo com 62% dos médicos, a formação teve lugar quando o doente foi acompanhado. **[Tabela XII].**

Quadro XII: Acompanhamento do doente durante o processo educativo

O doente está acompanhado?	Percentagem (%)
Não	19
Sim	62
As duas possibilidades	19
Total	100

4.2.3.5. Regularidade do ensino

A formação é mais eficaz quando é efectuada regularmente. Esta é a opinião de 85% dos médicos que a praticam. **[Quadro XIII].**

Quadro XIII: Ritmo FTE

Ritmo de ensino	Percentagem (%)
Irregular	15
Regular	85
Total	100

4.2.3.6. Frequência do ensino

A formação realiza-se geralmente aquando das consultas regulares dos pacientes. Para os nossos médicos, os doentes consultam-se de 3 em 3 meses, altura em que a educação é efectuada em 83% dos casos. 15% dos médicos aproveitaram a exacerbação para dar mais formação aos seus doentes. **[Quadro XIV].**

Tabela XIV: Frequência da educação terapêutica dos doentes com DPOC

Frequência do ensino	Percentagem (%)
Durante as exacerbações	15
3 meses	83
6 meses	2
Total	100

4.2.4. Objectivos da educação terapêutica

De acordo com os médicos inquiridos, os principais objectivos da educação terapêutica são estabilizar a doença (46,3%) e evitar as exacerbações (46,2%). **(Figura 15)**

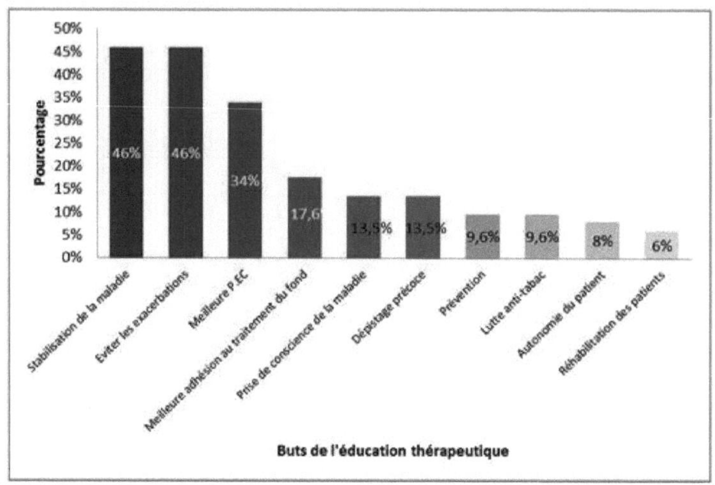

Figura 15: Objectivos da educação terapêutica segundo os médicos inquiridos

4.2.5. Instrumentos de educação terapêutica

De acordo com os médicos inquiridos, os instrumentos de educação terapêutica necessários são essencialmente o folheto de acompanhamento e os meios visuais. **[Quadro XV]**.

Quadro XV: Sugestões de ferramentas de TVE

Instrumentos de educação terapêutica	Percentagem (%)
Brochura de acompanhamento	66
Apoio visual	60
Questionário de avaliação	48

4.3. Expectativas dos médicos de família relativamente à formação terapêutica

À pergunta "O que é que espera da educação terapêutica? As respostas foram sintetizadas no quadro seguinte **[Quadro XVI]**.

Quadro XVI: Expectativas dos médicos de família no EPT

Expectativas dos médicos de família em relação à ETP	Percentagem (%)
Prevenção primária, melhores cuidados para reduzir os custos	46
globais dos cuidados de saúde	21,3
Sensibilizar os doentes para o processo da ETP	7,5

Sensibilização para a doença (sensibilização através dos meios de comunicação social e organização de jornadas públicas de sensibilização)

4.4.O lugar dos doentes com DPOC no processo educativo

4.4.3. Os médicos de clínica geral acham que os doentes querem a TVE?

De acordo com os médicos inquiridos, e com base na sua experiência, 56% (n=45) dos médicos consideram que os doentes preferem uma abordagem de gestão que inclua a educação terapêutica **(Figura 16).**

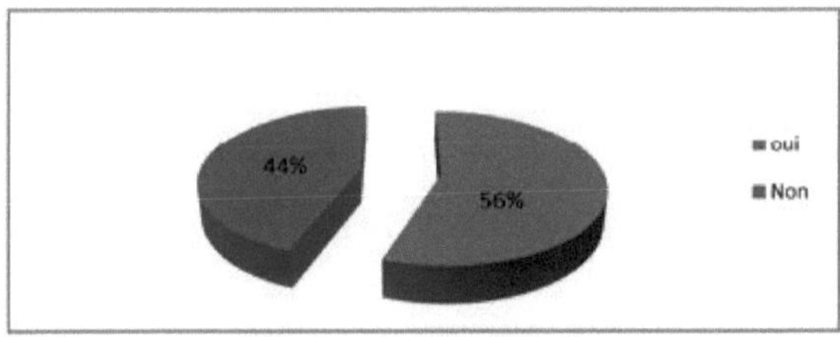

Figura 16: Os doentes querem tratamento TVE, segundo os médicos de clínica geral

4.4.4. Os objectivos da educação terapêutica a adquirir pelo paciente

Quanto aos objectivos prioritários a adquirir pelo doente, a maioria dos inquiridos citou a sensibilização para a doença (97,5%) e o conhecimento sobre a doença (75%). **[Tabela XVII]**

Quadro XXVII: Objectivos da educação terapêutica a adquirir pelo paciente

Objectivos	Percentagem (%)
Sensibilização para a doença	97,5
Conhecimentos sobre a doença	75
Melhorar as suas capacidades de gestão da doença	62,5

4.4.5. Benefícios da educação terapêutica para os doentes

As expectativas dos doentes em relação à ETP estão resumidas no quadro seguinte **[quadro XVIII].**

Quadro XXVIII: Benefícios da educação terapêutica para os doentes

Expectativas	Percentagem (%)
Alívio dos sintomas	53,5
Tratamento das exacerbações agudas	43,8
Prevenção	41.3
Auto-gestão	18,8

4.4.6. Razões para a falta de procura de ETP por parte dos doentes

Sessenta e quatro por cento dos médicos explicaram que, na sua opinião, os doentes não procuram a educação terapêutica porque não estão conscientes da sua doença, o que é coerente com o objetivo prioritário a atingir (Quadro XVII) de "sensibilização". Há também a ideia de uma gestão difícil, ligada a um perfil particular de doente (11% dos médicos inquiridos). **[Quadro XIX]**.

Quadro XIX: Razões encontradas para a falta de procura de ETP por parte dos doentes

Motivos dos doentes por médico de família	Percentagem(%)
Falta de sensibilização e de educação terapêutica	64
Doente teimoso que se recusa a deixar de fumar	11
Negligência da doença	11
Negação e recusa de exploração	8
Falta de cultura e baixo nível socioeconómico	6
Total	100

5. MÉDICOS QUE NÃO EXERCEM A PROFISSÃO EDUCAÇÃO TERAPÊUTICA

Trinta e três por cento dos nossos inquiridos não praticam a educação terapêutica. Foram-lhes colocadas outras questões.

5.2.Deve ser feito?

Todos os médicos que não praticam a educação terapêutica consideram que esta deveria ser efectuada. Para a promover, os médicos sublinharam a necessidade de uma formação contínua dos médicos de família (40%), a criação de centros dedicados (21,3%), a criação de centros de desmame (11,3%), a remuneração dos médicos de família (2,5%) e um seguro para a DPOC e para este tipo de educação terapêutica pelas caixas nacionais de seguro de doença (2,5%).

5.3.Porque é que não pratica a educação terapêutica?

Os médicos apresentaram duas razões para não praticarem a TVE: as relacionadas com os doentes e as relacionadas com os próprios médicos. Estas diferentes razões são enumeradas no quadro seguinte. **[Quadro XX]**

Quadro XX: Razões para os médicos não praticarem o TVE

Causas	Percentagem (%)
Falta de sensibilização e de cooperação	27
Falta de tempo	19
Consulta em caso de exacerbação	19
Poucos doentes	15
Doente que se recusa a deixar de fumar	15,5
Falta de formação e ausência de um centro específico	15,5
Caso especializado	7,7
O doente adere ao tratamento sem preocupações	7,7
Pessimismo em relação a qualquer programa de TVE	3

4 DISCUSSÃO

1. ANÁLISE DA PARTICIPAÇÃO

1.1. Taxa de participação

A percentagem de participação no nosso estudo foi de 80%. Esta percentagem é semelhante à de outros estudos: 76% no estudo de J.Foucaud et Coll[19], realizado entre os médicos de família da comunidade urbana de Bordéus, mas superior à participação dos médicos no estudo Godenir realizado na bacia de Chambéry, em França, com uma taxa avaliada em 35% [17], o que demonstra o interesse demonstrado pelos nossos médicos de família nos diferentes inquéritos de saúde.

1.2. Não respondentes

Em alguns estudos, o excesso de pedidos e a falta de tempo foram as principais razões que impediram o médico de cooperar com o investigador[17]. **[Tabela XXI]**

Quadro XXI: Razões para as não-respostas

Razões para não responder	Godenir [17]	O nosso estudo
Falta de tempo	34	20
Sem justificação	11	26
Barragem do Secretariado	5	20
Exercício específico de prevenção da prática de medicina geral	14	13
Poucos doentes com DPOC	5	6
Reforma antecipada	-	6
Recusa em responder a questionários de tese	-	6
Sem resposta após 3 tentativas de contacto	27	-

2. PERFIL DOS MÉDICOS QUE TÊM UMA FORMAÇÃO ADEQUADA

2.1. Idade e género dos médicos

2.1.1. Idade

A idade e o tempo de exercício da profissão são caraterísticas sempre procuradas nos inquéritos aos médicos. A idade de um médico pode refletir a sua experiência.

Assim, Elmjendel et al, no seu estudo de avaliação da qualidade da gestão da DPOC pelos médicos de clínica geral no centro da Tunísia, referiram um tempo de prática que variava entre 11 e 20 anos[15] e uma faixa etária que variava entre 35 e 54 anos, uma caraterística que não foi procurada no nosso estudo.

A idade média dos 80 médicos do nosso estudo foi de 49 anos, com extremos de 30 e 65 anos. Esta média de idade é também próxima da registada por J.Foucaud et Coll [19] 45,5 anos, Godenir [17] 48,2 anos, Raynaud 51 anos [20].

2.2. Caraterísticas profissionais dos médicos

2.2.1. Local de trabalho

No que respeita à distribuição por meio (urbano ou rural), a comparação é dificultada pela falta de dados disponíveis. Dito isto, apenas 3% dos médicos do nosso estudo exercem a sua atividade em zonas rurais, pelo que estas estão muito provavelmente sub-representadas. Tal deve-se a um viés de seleção ligado aos locais de centralização e, provavelmente, à taxa de urbanização da região de Sfax, estimada em 62% de acordo com os últimos indicadores demográficos publicados em 2015 pelo Instituto Nacional de Saúde Pública[21].

Quadro XXII]

Quadro XXII: Local de exercício da profissão dos médicos

Local de exercício dos médicos	Urbano % do total	Rural
Estudo GODENIR [17]	53,30	46,70
O nosso estudo	97	3

2.2.3. Qualificações especializadas dos médicos generalistas

Os médicos de clínica geral estão a procurar adquirir qualificações adicionais, apesar de serem médicos de clínica geral. ***[Quadro XXIII].***

Quadro XXIII: Qualificações especializadas dos médicos

Diplomas	Foucaud[19] % %.	O nosso estudo %
Medicina estética	-	3,2
Homeopatia	-	2,4
Geriatria	-	1,6
Nutrição	3	1,6
Fitoterapia	-	1,6
Medicina desportiva	11	-
Mesoterapia	3	-

3. DOENÇA PULMONAR CRÓNICA OBSTRUTIVA

3.1. Epidemiologia

3.1.1. Prevalência

Os dados existentes sobre a prevalência da DPOC variam consideravelmente devido a diferenças nos métodos de inquérito, nos critérios de diagnóstico e nas abordagens analíticas[22-24]. **[Quadro XXIV]**

Quadro XXIV: Prevalência da DPOC

Estudo	País	Ano	Prevalência (%)
OMS[6]	Mundo	2004	9 - 10
Platino[25]	América Latina	2004	7,8 - 19,7
Roche et al [26]	França	2012-2013	7,5
Landis et al [27]	Europa, Ásia, EUA	2012-2013	7-9
Daldoul et al [7]	Tunísia	2015	7,80

3.1.2. Mortalidade

De 6º lugar em 1990, a DPOC é atualmente a 4ª principal causa de morte a nível mundial, segundo a OMS. Prevê-se que se torne a terceira principal causa de morte em 2030[28] . Este facto justifica a escolha do nosso estudo.

Quase 90% das mortes por DPOC ocorrem em países de baixo e médio rendimento [28]. **[Quadro XXV]**.

Quadro XXV: Taxas de mortalidade por DPOC

Estudo	Ano	País	Mortalidade (%)
OMS [28]	2015	América do Norte	3,70
		Europa China	3,40 4,00
Hajem INSP [29]	2013	Tunísia	1,50

3.2.Conhecimentos dos médicos sobre a DPOC

3.2.1. Definição

A definição de DPOC tem-se alterado nos últimos anos. Recentemente, o relatório Global Obesity and Lung Disease (GOLD), elaborado por um painel de peritos internacionais, definiu a DPOC como "uma doença comum, evitável e tratável, caracterizada por sintomas respiratórios persistentes e limitação persistente do fluxo de ar devido a anomalias das vias aéreas e/ou alveolares, frequentemente causadas por uma exposição significativa a partículas ou gases nocivos"[3].

Assim, DPOC não é sinónimo de enfisema ou bronquite crónica.

Para os nossos médicos, a pergunta sobre a definição não era explícita, uma vez que o nosso questionário apenas analisava a opinião dos médicos sobre o termo "doença crónica". Verificámos que, para 70% dos médicos de clínica geral, a palavra crónica significava grave.

3.3.Factores de risco para a DPOC

3.3.1. Factores avaliados pelo Questionário de Bristol (BCKQ)

3.3.1.1. O papel do envelhecimento dos pulmões

De acordo com vários estudos, a idade foi identificada como um fator causal da

DPOC[30-32].

No projeto latino-americano (PLATINO)[25], a prevalência da DPOC aumentou acentuadamente com a idade, sendo a prevalência mais elevada nas pessoas com mais de 60 anos.

3.3.1.2. Influência do género

A maioria dos estudos de longa data refere que a prevalência e a mortalidade da DPOC são mais elevadas nos homens[25]. No nosso país, os homens sofrem mais frequentemente de DPOC do que as mulheres (86% vs. 13%, respetivamente)[7,31].

Com base em dados europeus recentes, a prevalência da DPOC está a tornar-se quase igual em homens e mulheres, reflectindo provavelmente alterações nos padrões de tabagismo [27]. Entre os países em que o género não está associado à prevalência da DPOC encontram-se a Áustria [32] e a Itália [33].

Outros estudos sugeriram que as mulheres são mais sensíveis aos efeitos do fumo do tabaco do que os homens, levando a doenças mais graves para uma quantidade equivalente de cigarros consumidos [34-37].

No nosso estudo, 92% dos inquiridos consideraram que as mulheres e os homens eram igualmente vulneráveis aos efeitos do tabagismo.

3.3.1.3. Fumar

Em todo o mundo, o tabagismo é considerado o fator de risco mais comum para a DPOC. De facto, a DPOC está associada ao tabagismo em 80 a 90% dos casos [38] .

Os fumadores de cigarros têm uma maior prevalência de sintomas respiratórios, uma função pulmonar comprometida e uma taxa de mortalidade mais elevada do que os fumadores de outros tipos de tabaco[39,40].

Na China, Yin P. et al. demonstraram que a exposição passiva ao fumo do cigarro também pode contribuir para os sintomas respiratórios e a DPOC [41].

3.3.1.4. Factores genéticos

Os factores de risco genéticos estão cada vez mais bem documentados. O papel da alfa-1 antitripsina (AAT), um importante inibidor circulante das serino-proteases, está atualmente bem estabelecido [42].

Genes individuais, como a metaloproteinase de matriz 12 (MMP12), também têm sido associados a uma função respiratória reduzida [43].

No entanto, continua a ser incerto se estes genes são diretamente responsáveis pela DPOC ou se são apenas marcadores de genes causais[44,45].

3.3.1.5. Exposição profissional

Vários estudos incriminaram o papel da exposição profissional na génese da DPOC. Alguns desses estudos estão resumidos no quadro seguinte:**[Quadro XXVI]**.

Quadro XXVI: Papel da exposição profissional no desenvolvimento da DPOC

Estudos	Anos	Fração da DPOC atribuível à exposição profissional (%)
Hnizdo et al [46]	2002	19,2
American Thoracic Estudos Sociedade [47]	2003	10-20
Gan et al [48]	2013	6-15
Paulin et al [49]	2015	38

No nosso estudo, 88,8% dos médicos incriminaram o papel da exposição ocupacional a poeiras no desenvolvimento da DPOC.

3.3.2. Factores não avaliados pelo BCKQ

3.3.2.1. Poluição atmosférica

A questão de saber se a poluição atmosférica é um fator de agravamento ou de desenvolvimento da DPOC é uma questão recorrente.

Um projeto realizado em oito cidades europeias em 2001, que estudou os efeitos a curto prazo das partículas na saúde, mostrou que, para um aumento de 10 gg/m3 na exposição a partículas ultrafinas sólidas e nanopartículas (PM10), havia um aumento de 1% no risco de hospitalização por DPOC em indivíduos com mais de 65 anos. Foram também detectados riscos relativos significativos com os outros poluentes NO2, O3 e SO2[50,51].

3.3.2.2. Estatuto socioeconómico

O baixo estatuto socioeconómico está associado a um risco acrescido de desenvolver DPOC [52,53], embora não seja claro se isto está relacionado com a sobrelotação, má nutrição, infecções ou outros factores socioeconómicos.

3.3.2.3. Desenvolvimento pulmonar

Este fator pode estar relacionado com o peso à nascença [54,55].

3.3.2.4. O papel das infecções

- **Infecções respiratórias na infância**

No Inquérito Europeu de Saúde Respiratória, realizado entre 1991 e 1993 em 4636 indivíduos, foi demonstrado que uma história de infeção respiratória grave na infância está associada a uma função pulmonar prejudicada na idade adulta[33]. Em termos de DPOC, a suscetibilidade à infeção desempenha um papel nas exacerbações, mas não no desenvolvimento da doença.

- **Infecções por VIH**

Na América, foi demonstrado que a infeção pelo VIH acelera o aparecimento de enfisema e DPOC relacionados com o tabagismo [56].

- **Tuberculose**

Na Austrália, a tuberculose também foi identificada como um fator de risco para a DPOC[57].

3.4. Diagnóstico

Suspeita-se de DPOC quando há evidência de exposição a um fator de risco e sinais físicos e funcionais. O diagnóstico é confirmado por espirometria [23].

3.4.1. Sinais funcionais

Os sintomas respiratórios mais comuns são a dispneia, a tosse e/ou a expetoração. Estes sintomas podem ser subnotificados pelos doentes[3].

3.4.1.1. Dispneia

sSTerminologia e avaliação

É o principal sintoma da DPOC. A dispneia é uma das principais causas de incapacidade e ansiedade associadas à doença [58], começando com uma falta de ar progressiva ao esforço e depois em repouso. A dispneia é avaliada através de várias escalas. A mais utilizada é a escala mMRC.

£3 *etiologias*

Os mecanismos da dispneia são variados:

J **Hiperinsuflação pulmonar estática e/ou dinâmica**

A redução do calibre das vias aéreas após a inflamação retém progressivamente o ar durante a expiração, levando à hiperinsuflação. A hiperinsuflação estática reduz a capacidade inspiratória e está geralmente associada à hiperinsuflação dinâmica durante o exercício[59,60].

J **Disfunção muscular periférica**

A DPOC reduz a mobilidade ativa e conduz à disfunção do músculo esquelético[61]. Caracteriza-se por atrofia muscular, uma redução da força muscular e uma diminuição da capacidade oxidativa, levando à intolerância ao exercício e ao descondicionamento dos doentes, o que agrava ainda mais a dispneia[62].

J **Mecanismo central**

Trata-se de um desequilíbrio entre o aumento da procura ventilatória e uma resposta ventilatória insuficiente ou ineficaz[63].

No nosso estudo, foram colocadas questões sobre as causas da dispneia através do BCKQ e a relação entre a dispneia e a resposta normal ao exercício em doentes com DPOC?

3.4.1.2. Tosse crónica e expetoração

Ö **A tosse crónica** é muitas vezes o primeiro sintoma da DPOC e é frequentemente considerada pelo doente como uma consequência esperada do tabagismo e/ou das exposições ambientais. A tosse crónica na DPOC é frequentemente produtiva [64].

Escarro

Os doentes que produzem grandes volumes de expetoração podem ter bronquiectasias subjacentes. A presença de expetoração purulenta reflecte um aumento dos mediadores inflamatórios [65]. Uma alteração na cor da expetoração pode sugerir uma infeção bacteriana, embora a associação seja relativamente fraca [66,67].

No nosso estudo, a tosse e a expetoração foram considerados os sintomas mais frequentes por todos os médicos inquiridos.

Para reduzir a produção de expetoração, os médicos sugerem fisioterapia em 81% dos casos e broncodilatadores em 50% dos casos.

+ **Outros sintomas.**

- A fadiga, a perda de peso e a anorexia são problemas comuns em doentes com DPOC grave e muito grave [68,69]. Têm significado prognóstico e podem também ser um sinal de outras doenças, como a tuberculose ou o cancro do pulmão, pelo que devem ser sempre investigados [70,71]. Para todos os nossos médicos, a fadiga era um sintoma comum, mas apenas 2% dos médicos consideravam que a perda de peso estava presente.
- Os acessos de tosse também podem causar fracturas nas costelas, que por vezes são assintomáticas. No nosso estudo, 35% dos inquiridos consideraram que a dor torácica é um sintoma comum na DPOC.

3.4.2. Exame físico

O exame físico pode ser normal no início ou mostrar estertores brônquicos [72,73]. Mais tarde, outros sinais podem ser notados, indicando a progressão da doença.

A pieira é um sintoma intermitente que pode variar de dia para dia e até no mesmo dia. Apresenta-se sob a forma de sibilos que podem ser ouvidos sem estetoscópio.

No nosso estudo, 91% dos médicos de clínica geral consideraram a pieira como um sinal frequentemente presente na DPOC.

3.4.3. Exames complementares

3.4.3.1. Espirometria

Os critérios GOLD mostram que a espirometria é de importância crucial no diagnóstico da DPOC [3]. Representa a medida mais reprodutível e objetiva da obstrução brônquica [74,76].

O critério espirométrico para limitar o fluxo de ar continua a ser um rácio fixo pós-broncodilatador de FEV1/FVC <0,70 = rácio de Tiffneau.

No entanto, é de notar que a utilização do rácio fixo VEF1/CVF para definir a limitação do fluxo aéreo pode resultar num diagnóstico mais frequente de DPOC nos idosos e num diagnóstico menos frequente nos adultos com menos de 45 anos de idade.

É por esta razão que a GOLD recomenda a utilização do limite inferior do normal (LON) para o FEV1 / CVF, particularmente em doentes com menos de 30 e mais de 50 anos[77].

Embora a espirometria seja necessária para o diagnóstico de DPOC, 49% dos nossos médicos fizeram um diagnóstico positivo de DPOC sem recorrer a estes testes respiratórios e ficaram satisfeitos com os critérios semiológicos.

Este resultado levanta a questão da dificuldade dos médicos de clínica geral em diagnosticar a DPOC na prática de rotina, tal como foi referido noutros estudos [17,19,20].

3.4.3.2. Imagiologia

ïï Radiografia do tórax

A radiografia do tórax não é útil para estabelecer um diagnóstico de DPOC, mas é útil para excluir diagnósticos diferenciais de dispneia crónica (fibrose pulmonar, bronquiectasia, forma anormal do coração).

Em doentes com DPOC, as radiografias do tórax podem mostrar sinais de distensão torácica ou áreas de hiperclareza indicativas de enfisema ö **TAC do tórax**

Embora não seja sistematicamente recomendada, a tomografia computorizada torácica é útil para

- deteção de bronquiectasias
- suspeita de neoplasia subjacente.
- Observar as lesões de enfisema e a sua distribuição para efeitos de

decidir sobre a cirurgia (redução pulmonar, ressecção de bolhas, transplante pulmonar) [78,79].

3.4.3.3. Oximetria e gasometria arterial

Esta medição pode ser utilizada para avaliar a saturação arterial de oxigénio de um doente e a necessidade de oxigenoterapia adicional. A oximetria de pulso deve ser utilizada para avaliar todos os doentes com sinais clínicos sugestivos de insuficiência respiratória ou insuficiência cardíaca direita. Se a saturação arterial periférica de oxigénio for inferior a 92% arterial ou capilar, devem ser avaliados os gases sanguíneos [80,81].

No nosso estudo, uma conceção errada adoptada por 36% dos médicos era a favor da presença de hipoxemia constante, independentemente da fase da doença.

3.4.3.4. Ensaio de alfa-1 antitripsina

A deficiência de alfa-1 antitripsina pode ser detectada em doentes jovens (< 45 anos) com um fenótipo predominantemente enfisematoso e/ou uma história familiar de DPOC não fumadora [82].

3.4.3.5. Teste de caminhada de 6 minutos

Este teste é indicado para avaliar o grau de tolerância ao exercício.

3.4.4. *Avaliação e classificação da DPOC*

A DPOC é atualmente classificada em 4 estádios A, B, C e D. Esta classificação baseia-se em três parâmetros: o risco de exacerbação, o CAT e a escala Mmrc: (Figura 17).

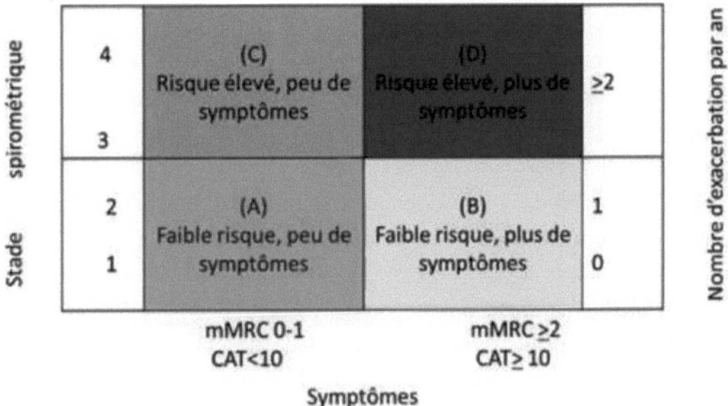

Figura 17: Avaliação combinada da gravidade da DPOC [3].

3.5. Impacto

3.5.1. *Avaliação da qualidade de vida em doentes com DPOC*

3.5.1.1. *Objectivos da avaliação*

O objetivo é avaliar os aspectos físicos, mentais e sociais do estado de saúde de um indivíduo[83]. A avaliação da qualidade de vida é também de interesse para as autoridades de saúde, especialmente porque está mais bem correlacionada com a utilização dos serviços de saúde (taxas de hospitalização, visitas às urgências, frequência de exacerbações, etc.) do que os parâmetros fisiológicos habituais [84-87].

3.5.1.2. *Métodos de avaliação*

A avaliação da qualidade de vida baseia-se em questionários gerais ou específicos para a DPOC que medem os factores físicos, psicológicos e sociais associados à doença [88]. Os mais conhecidos são o St George's (SGRQ) [89], o SF36[90] e o CAT[91].

3.5.2. *Factores que influenciam a qualidade de vida dos doentes*

Alguns estudos[92,93] referem que a qualidade de vida dos doentes com DPOC é prejudicada por uma série de factores[94].

3.5.2.1. *Fraca adesão ao tratamento*

Utilizando o SF36 e o SGRQ, Spencer et al [93] demonstraram que a qualidade de vida se deteriorou mais rapidamente nos doentes do grupo do placebo em comparação com o grupo da fluticasona.

3.5.2.2. Frequência das exacerbações

As pessoas com DPOC estável têm sempre pontuações de qualidade de vida significativamente mais elevadas do que as que sofrem uma exacerbação[95].

3.5.2.3. Fumar

O tabagismo tem sido associado a uma pior qualidade de vida nas populações com DPOC. De acordo com Spencer et al[93], quando os doentes fumadores foram avaliados, as suas pontuações no SF-36 foram inferiores às dos não fumadores.

3.5.3. Comorbilidades

A DPOC é considerada uma doença sistémica, com manifestações extra-pulmonares que contribuem para a morbilidade e mortalidade [96]. Estas incluem :

3.5.3.1. Patologias metabólicas

A DPOC aumenta significativamente o risco de desenvolver diabetes, doenças cardíacas e acidentes vasculares cerebrais[97,98].

3.5.3.2. Subnutrição

A subnutrição em doentes com DPOC tem um mau prognóstico. É prejudicial para a função muscular respiratória e não respiratória [69].

3.5.3.3. Osteoporose

A osteoporose está diretamente relacionada com a inflamação sistémica na DPOC[99], em particular a IL6 e o TNF alfa, que são também citocinas-chave na DPOC[100].

A osteoporose é uma fonte de fracturas vertebrais em doentes com DPOC moderada a grave.

3.5.3.4. Anemia

Embora a DPOC seja, muito justamente, uma patologia respiratória crónica que predispõe à policitemia, vários estudos vieram recentemente apoiar a presença de anemia num número significativo destes doentes[101].

Está associada a um aumento da taxa de hospitalizações, a uma redução da capacidade de exercício e é um fator preditivo de mortalidade [102].

3.5.3.6. Comorbilidades psicopatológicas

Estima-se que a prevalência da depressão varia entre 6 e 80% nos doentes com DPOC, com uma média de cerca de 40% na maioria dos estudos mais abrangentes [103].

A ansiedade e os sintomas depressivos aumentam a frequência das exacerbações [104] e das hospitalizações, e prolongam a duração dos internamentos hospitalares [105,106].

3.5.3.7. Neuropatia periférica

Recentemente, a neuropatia periférica foi incriminada como sendo responsável por um impacto na capacidade de exercício e na qualidade de vida em doentes com DPOC moderada a muito grave [107].

3.5.4. Efeitos respiratórios

No estudo de Voll-Aanerud et al, foi observada a ligação entre os sintomas respiratórios e a redução da qualidade de vida [108].

3.5.5. Repercussões cardíacas

Os doentes com DPOC têm um risco elevado de doença cardiovascular[109,110]. Estas estão entre as principais causas de morte nesta população[111].

As doenças cardiovasculares mais frequentemente associadas à DPOC são a hipertensão arterial pulmonar, a insuficiência cardíaca, a doença coronária aterosclerótica, o acidente vascular cerebral, as arritmias cardíacas e a cardiomiopatia dilatada[112,113].

3.6.Estratégias terapêuticas

Estas estratégias baseiam-se em grande medida nas recomendações GOLD[3].

3.6.3. COPDstable

3.6.1.1. Medidas de carácter geral

3.6.1.1.1. Cessação do tabagismo

A cessação tabágica é a principal medida terapêutica capaz de influenciar a história natural da doença. A cessação tabágica é benéfica para todos os doentes com DPOC, independentemente da idade ou do estádio da doença.

No nosso estudo, os pareceres dos nossos médicos foram todos favoráveis. Deixar de fumar continua a ser útil. De acordo com todos os nossos médicos de família, melhora os sintomas da DPOC, retarda outras lesões pulmonares e reduz o risco de co-morbilidades, como as doenças cardiovasculares.

De acordo com a curva de Fletcher (Anexo 3), a cessação do tabagismo permite restaurar um declínio fisiológico (10 a 20 ml/ano) sem recuperar a função perdida. Também ilustra que nunca é demasiado tarde para deixar de fumar, mesmo que já existam sinais significativos de DPOC[114].

Por exemplo, 78% dos nossos médicos pensam que é possível recuperar a função respiratória depois de deixar de fumar.

3.6.1.1.2. Vacinação

***J* Vacina contra a gripe**

Apesar da recomendação quase unânime de que os doentes com DPOC devem receber uma vacinação anual contra a gripe, muito poucos ensaios controlados e aleatorizados avaliaram os efeitos da vacinação nestes doentes.

No nosso estudo, os médicos de clínica geral estavam bem cientes de que esta vacina é recomendada todos os anos, mas uma percentagem significativa (66%) pensava que a gripe poderia desenvolver-se após esta vacinação, o que teoricamente não é o caso.

J Vacina pneumocócica

A vacina polissacárida pneumocócica é recomendada para todos os doentes com idade igual ou superior a 65 anos e para os doentes mais jovens com DPOC que apresentem condições médicas concomitantes significativas, incluindo doença cardíaca ou pulmonar crónica[115].

No nosso estudo, 95% dos médicos de clínica geral consideraram que a vacina pneumocócica não protege contra todos os tipos de pneumonia.

Este facto foi demonstrado por alguns estudos em grande escala [116].

3.6.1.2. Tratamento medicamentoso

O tratamento farmacológico de fundo da DPOC é utilizado para reduzir os sintomas, a frequência e a gravidade das exacerbações e melhorar a tolerância ao exercício [118].

3.6.1.2.1. Broncodilatadores

Podem ser utilizadas duas famílias de BD: os anticolinérgicos e os beta-2-agonistas.

ïï **Os beta-2-agonistas (LABA)** são eficazes na :

- os sintomas da doença, principalmente a dispneia.
- capacidade de exercício
- reduzir o número de exacerbações
- melhorar a qualidade de vida.

Medicamentos anticolinérgicos de ação prolongada

Os antimuscarínicos de ação prolongada (LAMA) bloqueiam os efeitos broncoconstritores da acetilcolina nos receptores muscarínicos M3 expressos nos músculos lisos das vias respiratórias[118,119]. Os tratamentos à base de LAMA (tiotrópio) melhoram os sintomas dos doentes(120) e reduzem as exacerbações e os internamentos [121].

Combinação de broncodilatadores

Os anticolinérgicos e os beta-2-agonistas têm uma eficácia global equivalente na DPOC. Têm também um efeito broncodilatador aditivo sem aumentar os efeitos secundários[122].

Muitas combinações LABA /LAMA estão disponíveis como combinações fixas.

Um estudo em doentes com antecedentes de exacerbações mostrou que uma combinação LABA/LAMA foi mais eficaz do que LABA isoladamente ou em combinação com corticosteróides inalados CI/LABA na prevenção de exacerbações[123,124].

3.6.1.2.2. Corticóides inalados

Os dados in vivo sugerem que as relações dose-resposta e a segurança a longo prazo (>3 anos) dos corticosteróides inalados (ICS) em doentes com DPOC não

são claras e requerem mais investigação[125].
A maior parte dos estudos demonstrou que o tratamento regular com CI, por si só, não altera o declínio a longo prazo do FEV1 ou a mortalidade nos doentes com DPOC[126]. 65% dos médicos de família acreditam que os CI melhoram a função pulmonar na DPOC. Isto também reflecte a sua falta de conhecimento sobre os efeitos terapêuticos destas moléculas.
A utilização prolongada de CI pode provocar certos efeitos secundários, nomeadamente pneumonia, candidíase oral, rouquidão e equimose percutânea[126].
A combinação fixa de beclometasona, formoterol e glicopirrónio confirmou a sua eficácia no tratamento da DPOC grave a muito grave. Os doentes têm menos exacerbações do que com o tiotrópio e o FEV1 melhora[127,128].

3.6.1.2.3. Glucocorticóides orais

Os corticosteróides orais não têm qualquer papel no tratamento de fundo da DPOC devido à falta de benefícios e a uma elevada taxa de complicações sistémicas a longo prazo.

3.6.1.2.4. Metilxantinas

Os efeitos exactos dos derivados da xantina permanecem controversos[129,130]. A teofilina melhora a função muscular inspiratória [129] e produz maiores melhorias no VEF1 e na falta de ar do que o salmeterol sozinho [131,132].

3.6.1.2.5. Inibidores da fosfodiesterase-4 (PDE4)

A principal ação dos inibidores da PDE4 é a redução da inflamação [133]. Assim, o roflumilast reduz as exacerbações em doentes com
DPOC grave a muito grave[134]. Também se observam efeitos na função respiratória quando o roflumilaste é adicionado aos LABA[135].

3.6.1.3. Reabilitação respiratória

O termo "reabilitação respiratória" refere-se a uma abordagem abrangente e multidisciplinar da DPOC. Inclui :

- educação terapêutica dos doentes
- otimização do tratamento farmacológico
- ajuda para deixar de fumar
- reciclagem de exercícios
- fisioterapia respiratória para drenagem brônquica
- cuidados psicossociais
- gestão nutricional

Tem uma duração mínima de 6 semanas. Os benefícios incluem uma melhoria da tolerância ao exercício, uma redução da sensação de dispneia, uma redução do número e da duração das hospitalizações e uma redução das perturbações do humor, como a depressão e a ansiedade.

É recomendada independentemente da fase da doença, logo que exista uma deficiência (dispneia) que não tenha melhorado com o tratamento farmacológico.

No nosso estudo, 21% dos médicos consideraram que a atividade desportiva é prejudicial para os pulmões dos doentes e que deve ser evitada.

3.6.1.4. Tratamento instrumental

3.6.1.4.1. Oxigenoterapia

Está indicada em situações em que se demonstrou ser eficaz em termos de sobrevivência.

- PaO2 < 55 mmHg medida em ar ambiente, à distância de uma exacerbação,
- PaO2 <60 mmHg com presença de :
  - sinais de hipertensão pulmonar
  - policitemia
  - sinais de insuficiência cardíaca direita

3.6.1.4.2. Ventilação não invasiva

A ventilação não invasiva no estado estável está indicada em determinadas situações.

De acordo com Murphy et al, no seu estudo de doentes com hipercapnia persistente após uma exacerbação aguda da DPOC, a adição de ventilação doméstica não invasiva atrasou o reinternamento no prazo de 12 meses[136].

3.6.1.5. Indicações para o encaminhamento para um pneumologista

Os doentes devem ser encaminhados para um especialista em pulmões

- No momento do diagnóstico
- Se a insuficiência respiratória se agravar, reavaliar o tratamento
- Em caso de dúvida de diagnóstico
- Discutir a indicação para oxigenoterapia ou ventilação não invasiva
- Avaliar a possibilidade de cirurgia de redução de volume ou de transplante (doentes com menos de 65 anos).

Segundo os nossos médicos, 23% consideram que se justifica o recurso a especialistas do pulmão. A gestão em colaboração com o pneumologista foi citada por 46% dos inquiridos.

3.6.2. Exacerbação da DPOC

3.6.2.1. Tratamento medicamentoso

3.6.2.1.1. Agonistas beta-2 de curta duração (SABA)

É o tratamento essencial para todas as exacerbações [137,138].

A administração por inalação deve ser preferida, uma vez que é mais eficaz do que a via sistémica, com menos efeitos secundários. Recomenda-se a utilização de uma câmara de inalação ou de um nebulizador.

De acordo com 85% dos inquiridos, a câmara de inalação aumenta a quantidade de medicação inalada e pode prevenir a candidíase oral (49%).

3.6.2.1.2. Antibióticos

A utilização de antibióticos nas exacerbações continua a ser controversa, mas justifica-se em caso de exacerbação. O tratamento deve ser avaliado após um máximo de 3 dias e prescrito durante uma média de 7 dias.

No nosso estudo, os médicos consideraram que, para ser eficaz, um curso de TBA deveria durar pelo menos 10 dias.

3.6.2.1.3. Corticóides orais

Os corticosteróides orais reduzem o tempo de recuperação e de internamento hospitalar em cerca de 24 horas e melhoram o VEF1 e a hipoxemia arterial [139].

Quarenta e quatro por cento dos médicos de clínica geral consideram que os CO são indicados para todas as exacerbações.

3.6.2.2. Tratamento instrumental

3.6.2.2.1. Oxigenoterapia controlada

O seu objetivo é atingir níveis de saturação entre 88% e 92%.

3.6.2.2.2. Ventilação não invasiva

É indicado nos hospitais em casos de :

-Acidose respiratória ($pH<7,35$ e/ou $PaCO_2>6,0$ kPA, 45 mmHg)

-e/ou dispneia grave associada a sinais de fadiga dos músculos respiratórios.

4. EDUCAÇÃO TERAPÊUTICA

4.1.Definição da Organização Mundial de Saúde (OMS)

Em 1998, a OMS propôs uma definição de TVE, que ainda hoje é relevante:

"A educação terapêutica do doente é um processo contínuo, integrado nos cuidados e centrado no doente. Compreende actividades organizadas de sensibilização, de informação, de aprendizagem e de apoio psicossocial relativas à doença, ao tratamento prescrito, aos cuidados, à hospitalização, a outras instituições de cuidados concebidas e aos comportamentos de saúde e de doença do doente. O seu objetivo é ajudar o doente e a sua família a compreender a sua doença e o seu tratamento, a cooperar com os seus prestadores de cuidados, a viver de forma tão saudável quanto possível e a manter ou melhorar a sua qualidade de vida. A educação deve permitir aos doentes adquirir e manter os recursos de que necessitam para gerir a sua vida com a doença da melhor forma possível".

4.2.Etapas da educação terapêutica

De acordo com as recomendações da OMS de junho de 2007, a TVE deve ser efectuada em 4 fases [140].

4.2.1. Balanço

Isto implica falar com o doente para determinar o seu nível de conhecimento da sua doença, bem como as suas necessidades e expectativas em relação ao programa ETP.

4.2.2. ***Contrato***

Pergunte a si próprio: o que é que o doente ainda tem de aprender?

Com base nos objectivos definidos, formular as competências a adquirir.

4.2.3. ***Aprendizagem***

As actividades educativas podem ser realizadas em grupo ou individualmente. Em cada sessão, é desenvolvido um tema. (Conhecimento dos mecanismos da doença, cessação do tabagismo, tratamentos, benefícios da atividade física, etc.).

4.2.4. ***Avaliação***

A avaliação é uma componente essencial da educação terapêutica. Incide sobre as expectativas do paciente, a sua qualidade de vida e os conhecimentos adquiridos. Realiza-se no início e no final de cada sessão, para determinar o objetivo das sessões e os progressos realizados.

4.3.O papel do médico de clínica geral no tratamento da DPOC

4.3.1. ***Controlo e tratamento***

No que diz respeito às tarefas que os médicos de família podem desempenhar, a maioria dos inquiridos (86%) considera que os médicos de família podem monitorizar e tratar a doença, enquanto um número ligeiramente inferior (65%) considera que podem realizar consultas educativas. A vigilância desta doença crónica é classificada como a segunda função mais importante, a seguir ao rastreio, no estudo realizado por

Godenir [17]. De acordo com Foucaud [19], os médicos de clínica geral consideram que o seu papel é o de prescrever e não o de educar.

4.3.2. ***Gestão aguda***

Esta abordagem dinâmica dos cuidados, largamente praticada em medicina geral (77% dos médicos de clínica geral fizeram-no), é também favorecida por uma procura crescente, ou mesmo única, dos doentes para tratar as fases agudas da sua doença.

4.3.3. ***Prevenção***

A prevenção de complicações na DPOC faz parte da TVE [17,140].

De acordo com o nosso estudo, 79% dos médicos de família consideram a prevenção como uma das suas preocupações. Um resultado semelhante foi encontrado em vários estudos.

4.3.4. ***Rastreio***

4.3.4.1. ***Estado do local***

A DPOC é uma doença crónica, com poucos ou nenhuns sintomas durante muito tempo. Os doentes não procuram ajuda especificamente para as queixas respiratórias porque os seus sintomas são de longa data, banalizados e negligenciados. O atraso no diagnóstico leva a um atraso na gestão global e afecta negativamente o prognóstico do doente, conduzindo à insuficiência respiratória crónica. Roche et al. demonstraram que existe um subdiagnóstico acentuado da doença, sugerido pela elevada proporção de indivíduos com tosse crónica e/ou dispneia que não têm doença respiratória diagnosticada[5], o que coloca o médico de família na linha da frente da deteção da DPOC, nomeadamente no que se refere aos factores de risco[141].

4.3.4.2. Rastreio da DPOC pelos médicos de clínica geral

Para os nossos médicos, 79% consideravam que o rastreio da DPOC era uma das funções dos médicos de clínica geral. No entanto, quase metade dos médicos de clínica geral não vê necessidade de recorrer a testes respiratórios.

O rastreio da doença parece, pois, insuficiente. A utilização de alguns equipamentos de medição da respiração requer apenas uma breve formação, que poderia ser incorporada na educação médica contínua (EMC)[142]. a fim de incentivar os médicos de clínica geral a equiparem-se com um espirómetro e a produzirem curvas "fluxo/volume" de boa qualidade no consultório.

Isto pode ser conseguido através da organização de "consultas de prevenção" para pessoas com mais de 40 anos com factores de risco (tabagismo e/ou exposição profissional) ou através da criação de um programa, como foi o caso em França, onde já foi implementado um programa de acções a favor da DPOC (2005-2010), intitulado "Compreender, prevenir e gerir melhor a DPOC"[13].

4.3.5. Uma dinâmica ({'educação em segundo plano na DPOC

No nosso estudo, os médicos de família classificaram a educação como a sexta tarefa mais importante, citada por 65% deles. Notamos uma semelhança com os resultados do estudo de Foucaud et al [19], onde a análise do discurso revelou uma dinâmica mais centrada na prescrição do que no aconselhamento e na educação. Do mesmo modo, no estudo de Godenir, a educação foi classificada em 4° lugar entre as missões dos médicos de família.

4.4.Educação terapêutica para doentes com DPOC

4.4.1. Profissionais a envolver

As recomendações do grupo de trabalho da OMS sobre a educação terapêutica do doente sugerem que a educação deve ser ministrada por profissionais de saúde com formação: médicos de clínica geral, especialistas, enfermeiros, fisioterapeutas, farmacêuticos, psicólogos e assistentes sociais [143].

No nosso estudo, 96% dos médicos inquiridos consideram que os médicos de família podem desempenhar um papel central na TVE. Este elevado nível de confiança no papel do médico de família é muito encorajador para o desenvolvimento e a integração da TVE nos cuidados primários.

Os especialistas vêm em segundo lugar (87%), não havendo nenhum profissional que considere que não desempenham qualquer papel. Seguem-se, por ordem de importância, os enfermeiros (53%), seguidos dos psicólogos (53%) e dos fisioterapeutas (49%).

4.4.2. Clínicos gerais

Menos de dois terços dos médicos (67%) afirmaram que são eles próprios que fazem a educação terapêutica, o que é um valor bastante baixo tendo em conta os 96% de médicos que consideram que os médicos de família podem desempenhar um papel central na TVE. É, pois, interessante refletir sobre os obstáculos à implementação da TVE na clínica geral.

Os nossos resultados são muito diferentes dos do estudo GODENIR, em que a percentagem de médicos que praticavam ETP não ultrapassava os 3%[17].

4.4.3. Métodos de ¡'educação

4.4.3.1. Onde é praticada a ¡educação terapêutica

De acordo com os médicos, 94% deles praticam a TVE nos seus consultórios. Esta escolha de local pelos nossos médicos, provavelmente devido à falta de estruturas regionais de cuidados, está no entanto incluída nas recomendações de reabilitação propostas em consulta, durante o internamento, segundo Chambouleyron et al [9].

O centro dedicado, embora não exista neste sector regional, é citado como um local possível para a TVE por 28% dos médicos de clínica geral. Isto apoia a necessidade de estruturar a TVE. No seu estudo, Reynaud descreve o encaminhamento de doentes para centros dedicados como a solução mais adequada [20].

No entanto, no estudo de Foucaud et al, os locais mais adequados, de acordo com os médicos de família independentes, eram o consultório e o hospital, com uma clara preferência pelo hospital, o que leva a concluir que esta é também uma abordagem educativa implícita [19].

Por conseguinte, parece essencial criar uma rede coordenada para promover a educação dos doentes, com cooperação recíproca e intercâmbios entre médicos comunitários e hospitais.

4.4.3.2. Apoiar os doentes durante o processo educativo

No nosso estudo, o doente foi acompanhado em 64% dos casos. Este apoio é uma excelente oportunidade para assegurar o envolvimento da família e amigos do doente no processo de TVE.

De acordo com Foucaud et al, a preocupação da família e dos amigos foi bem notada no seu estudo [19] e sugere que a gestão deve incluir a família e os amigos.

4.4.3.3. Frequência FTE

De acordo com o exemplo do programa ETP aplicado no centro hospitalar de

Chambéry, em França, ilustrado por Godenir no seu estudo [17], qualquer abordagem de educação de doentes requer um calendário de sessões educativas.
A primeira sessão é organizada durante o contacto com o doente, com um horário flexível, num clima de empatia e de confiança, a fim de estabelecer um diagnóstico educativo com o doente. Em seguida, são organizadas três a quatro sessões, com uma duração média de uma hora, idealmente repetidas de quinze em quinze dias.
No nosso estudo, verificamos que as práticas dos nossos médicos são ocasionais, uma vez que a TVE só é praticada no momento das consultas com uma frequência inferior ou igual a uma vez por trimestre (83
A prática é muito comum (15% dos médicos de clínica geral utilizam-na apenas quando consultam um doente para uma exacerbação) ou muito ocasional (15% dos médicos de clínica geral utilizam-na apenas quando consultam um doente para uma exacerbação).
4.4.4. Objectivos da educação terapêutica
De acordo com a OMS, o objetivo da TVE é permitir que os doentes adquiram dois tipos de competências: Competências de auto-cuidado: para modificar o efeito da doença na sua saúde.
4- Competências de sobrevivência: competências que permitem às pessoas controlar e dirigir as suas vidas e adquirir a capacidade de viver e alterar o seu ambiente [20].
No nosso estudo, os principais objectivos da TVE, nas respostas dos médicos, foram conseguir que os doentes aderissem ao tratamento modificador da doença (de acordo com 17% dos médicos de clínica geral) e evitar, tanto quanto possível, as exacerbações (46%).
Por outro lado, o papel atribuído às TVE na promoção do rastreio precoce, na prevenção ou mesmo no controlo do tabagismo permanece modesto, com proporções consecutivas (13,5%, 9,6%, 9,6%).
4.4.5. Instrumentos de educação terapêutica
De acordo com Godenir(17) , certas ferramentas são utilizadas nas sessões educativas:
J **A "pasta de imagens"**: ilustração da fisiopatologia, dos factores de agravamento, do funcionamento dos tratamentos, das técnicas de respiração e de relaxamento, etc.
J **O diário de bordo** é raramente utilizado porque, na prática, os doentes têm dificuldade em registar os seus sintomas, as exacerbações e a evolução da sua doença. A hipótese é que a lembrança diária da doença gera uma certa ansiedade.
CD-ROMs interactivos

***J* Folhetos informativos**

No nosso estudo, estes instrumentos são essencialmente representados pelo folheto de acompanhamento e pela ajuda visual para mais de 60% dos nossos médicos de família. Seguiu-se o questionário de avaliação, que 48% dos médicos de família consideraram necessário.

A utilização da curva de Fletcher é também uma boa ferramenta para ilustrar a progressão da doença e os benefícios da cessação tabágica, mas nenhum dos nossos médicos de família a mencionou [114].

4.4.6. Eficácia da TVE na DPOC

O ganho trazido pela TVE em termos de DPOC foi uma avenida de pesquisa em vários estudos. Lenferink et al na sua pesquisa [144] realizada no Cochrane Specialist Register em maio de 2016 (22 estudos incluídos envolvendo 3.854 participantes com DPOC com seguimento variável de dois a 24 meses). Os estudos que compararam a eficácia de um plano de ação para a exacerbação aguda com os cuidados habituais, puderam considerar estes planos de ação como um componente-chave das intervenções de autogestão da DPOC.

No entanto, McGeoch et al, no seu estudo prospetivo [145] realizado em clínica geral durante 12 meses em 2006, comparando os cuidados habituais com os cuidados habituais combinados com educação estruturada sobre a utilização de um plano escrito de autogestão e cursos iniciados pelo doente sobre antibióticos e corticosteróides orais, concluíram que o conhecimento da autogestão era mais elevado no grupo intervencionado, mas não tinha qualquer efeito na qualidade de vida, na utilização dos serviços de saúde, na saúde mental ou na satisfação do doente.

4.4.7. Impacto da educação terapêutica nos custos globais de saúde

Rasekaba et al [146], no seu estudo comparativo entre 2 grupos de doentes (um com TVE durante 1 a 2 meses e um grupo sem TVE ou com uma duração não superior a 0 a 3 semanas de formação), puderam concluir que o custo total associado à utilização de cuidados hospitalares diminuiu de 130.000 dólares para 7.500 dólares no grupo com TVE, com um aumento de 77.700 dólares para 101.200 dólares no segundo grupo sem TVE.

4.4.8. Como melhorar o TVE

4.4.8.1. Melhorar a formação

Esta é, de facto, uma condição essencial para liderar e conceber um programa de ETP, tal como descrito nas recomendações do HAS. Uma lista não exaustiva de competências é necessária aos profissionais de saúde para implementar a educação terapêutica do doente de forma multidisciplinar: competências interpessoais, competências pedagógicas e de liderança, competências metodológicas e organizacionais, competências biomédicas e de cuidados.

De facto, em vários estudos, verificou-se uma melhoria significativa dos conhecimentos dos médicos de clínica geral, com a correção de todos os erros críticos e a melhoria das atitudes em relação ao ensino e à aplicação na prática clínica [147].

4.4.8.2. ***Organizar a formação contínua***

A OMS recomenda dois tipos de formação em serviço:

- Cursos de curta duração de 50 h a 100 h ministrados por organismos de formação e universidades (diplomas universitários);
- cursos longos a nível de mestrado ou doutoramento.

Para os profissionais de saúde já formados (médicos, farmacêuticos, enfermeiros, pedicuros, dietistas, fisioterapeutas, etc.), é necessário adquirir novas competências pedagógicas, que podem ser adquiridas através de cursos de curta duração (alguns dias), de diplomas universitários ou de cursos mais longos, como uma licenciatura ou um mestrado.

4.4.8.3. ***A criação de centros específicos***

Um programa estruturado de TVE é um quadro de referência para a implementação de um programa personalizado para cada doente. Define, num determinado contexto, quem faz o quê, para quem, onde, quando, como e porquê a TVE deve ser realizada e avaliada. A OMS também recomenda[140]:

- Os Estados-Membros da OMS "reorganizem e reestruturem os sistemas de saúde de modo a implementar a abordagem da educação terapêutica do doente".
- os fabricantes de produtos de saúde "patrocinem os centros de saúde envolvidos na investigação sobre a educação terapêutica dos doentes".

4.4.8.4. ***Sensibilização dos doentes para que adiram aos programas de PTE***

Na DPOC, o início da doença é insidioso. A consciencialização da doença é difícil, o que complica a aplicação da TVE (148) (149). Para educar, o doente deve ser :

- consciente de que tem um problema
- convencido de que podemos resolver este problema
- convencido de que pode resolver o problema sozinho (esta é a noção de "locus interno de controlo" descrita em psicologia)

4.4.8.5. ***Sensibilização para os efeitos nocivos do tabagismo, incluindo a criação de centros de cessação tabágica***

Nenhum TVE estaria completo sem abordar a exposição nociva causada pelo tabagismo.

4.4.8.6. ***Remuneração dos médicos de família***

Esta poderia ser outra forma de motivar os médicos a praticar a TVE. Na Suíça, por exemplo, não existe uma remuneração específica para os médicos que decidem realizar actividades educativas. Em contrapartida, o sistema suíço remunera o médico em função da duração da consulta, em fracções de 5 minutos, o que permite dedicar o tempo necessário à formação[17].

4.4.8.7. Assegurar a cobertura do TVE por fundos nacionais de seguro de saúde ou mesmo por sociedades científicas

A OMS recomenda [140]:

- as companhias de seguros "incluam a educação terapêutica dos doentes como uma despesa reembolsável para os doentes segurados".

4.5.O papel do doente com DPOC no processo educativo

4.5.1. Os médicos de clínica geral pensam que os doentes querem a TVE?

Os doentes precisam de TVE, mas nem todos a procuram. De acordo com os resultados do nosso questionário, 60% dos médicos inquiridos consideram que os doentes têm apenas um conhecimento muito limitado da sua doença, mas que isso não significa que procurem informação. Quarenta e cinco por cento dos médicos deploram este facto. Este resultado corrobora certos resultados da literatura, como os de Godenir et al[17,150]. Neste último estudo qualitativo com médicos de clínica geral, 70% dos doentes não solicitaram a TVE. Esta visão dos doentes parece ser incorrecta e seria interessante conhecer a proporção de médicos de família que informam os seus doentes com DPOC da existência de formação especializada e conhecer o número real de recusas por parte dos doentes.

4.5.2. Os objectivos da educação terapêutica a adquirir pelos doentes, segundo os médicos

A sensibilização e o conhecimento da doença foram citados como objectivos prioritários para os doentes pela maioria dos inquiridos (98% e 75%, respetivamente).

Um estudo da população em geral, realizado entre 2002 e 2012, concluiu que apenas 8,6% a 17% tinham conhecimento da existência da DPOC [4,151]. Um estudo francês realizado em 2004 mostrou que 8% dos inquiridos, de uma amostra de 2758, conheciam o termo "DPOC", mas 93% conheciam o termo bronquite crónica e 69% conheciam o termo enfisema [5,152].

Esta falta de conhecimento faz com que a sensibilização para a doença seja um objetivo fundamental da TVE.

O desenvolvimento de competências em matéria de autogestão da doença foi igualmente considerado como um objetivo para mais de metade dos médicos interrogados (62,5%).

4.5.3. Expectativas dos doentes em relação à ETP

Segundo Bellamy e Smith [141], os pacientes com DPOC moderada a grave são os que mais solicitam informações sobre exercícios físicos e sintomas da doença. No nosso estudo, 55% dos doentes solicitaram TVE.

De acordo com os nossos médicos de clínica geral, a principal preocupação dos doentes com DPOC é o alívio dos sintomas (54%), o que está de acordo com o estudo de Foucault [19]. Uma proporção menor (18%) pensa que estes doentes estão a pedir para adquirir competências de autogestão. Assim, a "transferência planeada e organizada de competências do prestador de cuidados para o doente-parceiro de saúde", que normalmente caracteriza a TVE, não apareceu no nosso estudo. Esta constatação confirma que a gestão pedagógica ainda não está verdadeiramente integrada na gestão terapêutica [153].

4.5.4. Razões para a falta de procura de ETP por parte dos doentes

4.5.4.1. Falta de sensibilização

Um dos pontos que chama a atenção é que uma parte significativa dos doentes parece não ter compreendido a natureza crónica da sua doença, com um verdadeiro desconhecimento da evolução e das complicações da DPOC (60% dos médicos responderam que os doentes não pedem educação terapêutica porque não estão conscientes da sua doença). Este facto motiva os médicos a classificar a sensibilização para a doença como o primeiro objetivo da TVE (citado por 98% dos médicos).

4.5.4.2. Os doentes são altamente dependentes do tabaco

De acordo com a maioria dos médicos de família, os doentes com DPOC recusam-se geralmente a deixar de fumar, negando por vezes a sua doença e recusando-se a ser explorados, o que corrobora os resultados da literatura [17,20].

4.6. Médicos que não praticam TVE

4.6.1. Obstáculos à prática da TVE

4.6.1.1. Dificuldades relacionadas com o doente

Se analisarmos as razões pelas quais os médicos de clínica geral não praticam a TVE, verificamos que as razões relacionadas com os doentes estão no topo da lista:

4.6.1.1.1. A "falta de consciência" do doente relativamente à sua doença e às suas dificuldades

Esta é a principal razão citada pelos médicos (27%), o que é, de facto, um objetivo primordial da TVE. Trata-se de uma negação, um processo inconsciente e duradouro pelo qual as pessoas se recusam a aceitar a realidade da doença crónica. Este facto foi constatado noutros estudos, como o de Gibbons et al.

[154] e o de Halpern [155]. Do mesmo modo, Barbara P e Peter C, no seu estudo em que os participantes (médicos e enfermeiros que prestam cuidados primários a doenças crónicas, incluindo a DPOC) referem que a sua intervenção

na gestão da DPOC é sempre confrontada com a incapacidade dos doentes para relatarem os sintomas da DPOC [156].

4.6.1.1.2. Doente que se recusa a deixar de fumar

Esta recusa dos doentes em deixar de fumar é uma causa que compromete qualquer esforço de TVE e torna muito difícil o envolvimento dos doentes numa abordagem de educação terapêutica. Os nossos médicos explicam este facto pela noção de dificuldade (para 15,5% deles) que está associada à ideia de um "perfil de doente", muitas vezes "passivo", que parece estar ligado ao tabagismo. Walters N e Coleman T referem que os doentes não acreditam muito nos benefícios de deixar de fumar [157].

O papel do médico assistente é crucial a este nível, para ajudar o doente a aceitar a sua doença e a identificar um problema, apoiando-o na procura de uma solução.

4.6.1.2. Falta de tempo

De acordo com 19% dos inquiridos, o seu único obstáculo à prática da TVE era a falta de tempo, que foi mencionada como a segunda razão mais importante. Este facto foi apresentado em vários estudos como a principal razão [17,19]. Este problema é frequentemente encontrado na prática clínica geral. O tempo médio de consulta dos médicos de clínica geral em França é de 17 minutos [158]. Este tempo também varia consideravelmente de um médico para outro, e mesmo de um doente para outro, mas mantém-se entre 15 e 30 minutos na maioria das consultas. Além disso, os pacientes com uma ou várias patologias crónicas representam muitas vezes uma grande parte de uma base de pacientes: é impossível realizar uma TVE para todos eles, mas isso não é insuperável tendo em conta os benefícios esperados desta prática, que pode, a prazo, permitir ganhar tempo.

4.6.1.3. Consulta em caso de exacerbação

Devido ao processo inconsciente e duradouro de negação da realidade da doença crónica, 15,5% dos médicos referem que os doentes só consultam o médico em caso de exacerbação.

4.6.1.4. Poucos doentes com DPOC na população de doentes

O facto de terem poucos portadores de DPOC na sua base de utentes é uma razão menos invocada (15% dos médicos de família) mas, mais uma vez, não justifica que sejam dispensados de um dos recursos do arsenal terapêutico, a TVE.

4.6.1.5. Falta de formação

A falta de formação é muito menos franca do que a falta de tempo ou a falta de adesão dos doentes: enquanto 16% dos médicos não dão importância suficiente à TVE devido à "falta de formação", 40% deles insistem na necessidade de formação contínua dos médicos de clínica geral em termos de DPOC e TVE, o que corrobora o estudo de Reynaud [20], onde os médicos inquiridos também mencionaram a sua falta de formação em TVE. De facto, o tempo dedicado aos cursos de TVE foi reduzido a apenas algumas horas durante os seus estudos [159].

4.6.1.6. Falta de uma rede e ¡não existe um centro específico para as questões de TVE

Existe uma educação que pode ser qualificada de informal e que se distingue da educação terapêutica dos doentes. Esta prática pode manter-se, mas não justifica que os doentes sejam dispensados de uma educação mais estruturada e com provas dadas, nomeadamente em termos de benefícios para a qualidade de vida. No entanto, esta é uma justificação apresentada por 15% dos médicos de clínica geral. Além disso, as actividades educativas são pouco valorizadas no sistema de saúde atual. De acordo com as recomendações do HAS em França, em junho de 2007, a TVE deve ser estruturada e bem organizada para que se possa estabelecer um verdadeiro programa de educação[140].

4.6.1.7. Razões mais discutíveis

De acordo com 7,7% dos nossos médicos, a TVE é vista como uma atividade do especialista. Para eles, trata-se de um domínio monopolizado pelos pneumologistas. 7,7% dos médicos referem que não praticam a TVE porque os doentes aderem certamente ao seu tratamento por si próprios.

O pessimismo em relação a qualquer programa de TVE" foi expresso por um o único médico entrevistado.

Estas razões estão ligadas a uma má compreensão da atividade e dos desafios da educação terapêutica e a uma falta de informação e de sensibilização dos médicos de clínica geral.

4.6.2. Devemos fazê-lo?

Apesar da percentagem significativa de médicos que não praticam a TVE (33%), 100% dos médicos são favoráveis ao desenvolvimento da TVE: mais uma vez, esta percentagem mostra o envolvimento de todos os médicos no desenvolvimento da TVE.

4.7.Algoritmo de aplicação de um programa de educação terapêutica

Com o objetivo de realçar a educação terapêutica dos doentes com DPOC no nosso contexto, concebemos este exemplo de abordagem em que os passos a azul são específicos da abordagem TPE HAS 2007 [140].

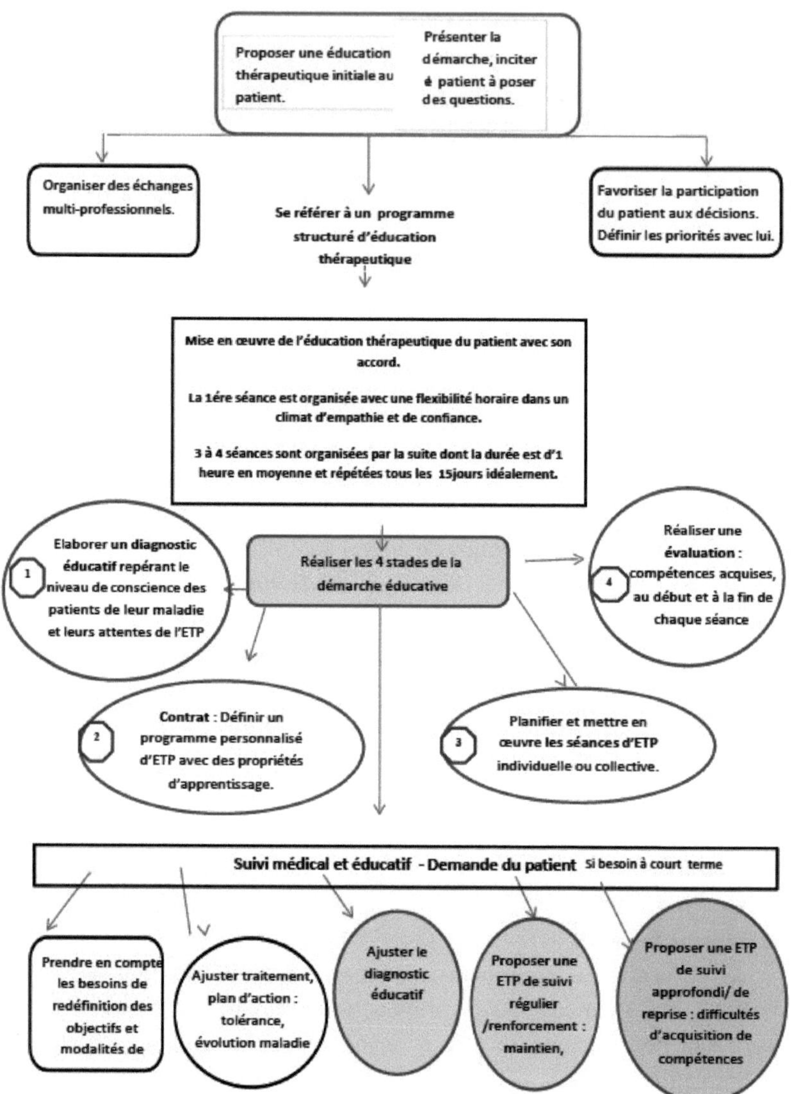
Proposer une éducation thérapeutique initiale au patient.
Présenter la démarche, inciter é patient à poser des questions.
Organiser des échanges multi-professionnels.
Se référer à un programme structuré d'éducation thérapeutique
Favoriser la participation du patient aux décisions. Définir les priorités avec lui.
Mise en œuvre de l'éducation thérapeutique du patient avec son accord.
La 1ére séance est organisée avec une flexibilité horaire dans un climat d'empathie et de confiance.
3 à 4 séances sont organisées par la suite dont la durée est d'1 heure en moyenne et répétées tous les 15jours idéalement.
Réaliser les 4 stades de la démarche éducative
1
Elaborer un diagnostic éducatif repérant le niveau de conscience des patients de leur maladie et leurs attentes de l'ETP
4
Réaliser une évaluation : compétences acquises, au début et à la fin de chaque séance
2
Contrat : Définir un programme personnalisé d'ETP avec des propriétés d'apprentissage.
3
Planifier et mettre en œuvre les séances d'ETP individuelle ou collective.
Suivi médical et éducatif - Demande du patient Si besoin à court terme
Prendre en compte les besoins de redéfinition des objectifs et modalités de
Ajuster traitement, plan d'action : tolérance, évolution maladie
Ajuster le diagnostic éducatif
Proposer une ETP de suivi régulier /renforcement : maintien,
Proposer une ETP de suivi approfondi/ de reprise : difficultés d'acquisition de compétences

5 CONCLUSÃO

Tal como o tratamento medicamentoso, a educação terapêutica do doente (ETP) faz agora parte do "arsenal terapêutico" à disposição dos médicos na gestão das doenças crónicas. O seu objetivo é melhorar a qualidade de vida dos doentes, delegando-lhes algumas das competências médicas necessárias para promover um certo grau de autonomia, a fim de viverem melhor com a sua doença. Responde igualmente a um problema de saúde pública ligado à prevalência crescente de doenças crónicas.

A incidência da doença pulmonar obstrutiva crónica (DPOC) está a aumentar a um ritmo alarmante: com o aumento da esperança de vida e das taxas de tabagismo, o risco de exposição profissional menos regulamentada e a poluição do ar interior causada pela queima de biomassa, a DPOC será a terceira principal causa de morte por doença até 2030. Na Tunísia, a prevalência da DPOC está estimada em 7,8%. A DPOC tem um grande impacto na qualidade de vida dos doentes, pelo que a utilização de TVE é essencial.

Existe, por conseguinte, uma forte procura de cuidados de saúde para a DPOC no nosso país, uma procura que está a ser satisfeita por uma escassez de pessoal demograficamente qualificado, especializado em pneumologia.

Os médicos de clínica geral (MGF), muito mais numerosos e melhor distribuídos, são os profissionais de saúde mais frequentemente consultados pelos doentes com DPOC. Por este motivo, os médicos de clínica geral devem ser os actores principais na gestão desta doença e na prática da TVE.

Tanto quanto sabemos, a prática da TVE pelos médicos de clínica geral nos doentes tunisinos com DPOC não foi avaliada. O objetivo do nosso estudo foi conhecer a opinião dos médicos de clínica geral tunisinos sobre a TVE e as dificuldades que sentem na prática desta abordagem, bem como avaliar os seus conhecimentos e comportamentos face à DPOC.

Para tal, realizámos um estudo transversal de tipo CAP descritivo sob a forma de inquérito, que decorreu entre dezembro de 2015 e março de 2016 e que incidiu sobre os médicos de clínica geral da província de Sfax. O nosso estudo consistiu num inquérito a uma amostra representativa da população-alvo, selecionada aleatoriamente por amostragem elementar a partir da lista de médicos de clínica geral que conseguimos obter junto do conselho regional da ordem dos médicos. Após sorteio, selecionámos uma lista de 100 médicos de família. Estes foram convidados a participar no inquérito; 80 (80%) deles responderam favoravelmente ao nosso pedido.

Para cada médico, foi utilizado um questionário inicial anónimo para obter dados sociodemográficos básicos (idade, sexo e caraterísticas da prática médica), dados sobre a gestão da doença em clínica geral, educação terapêutica em DPOC e procura de TVE por parte dos doentes.

Os conhecimentos dos médicos de clínica geral foram avaliados através de um segundo questionário cientificamente validado, o BCKQ, traduzido para francês e composto por 65 itens com uma resposta simplificada de 3 itens ("verdadeiro", "falso", "não sei") para cada pergunta.

A idade média dos médicos de clínica geral no nosso estudo foi de 49 anos. O grupo etário dos 46-55 anos foi o mais representado (31%). Em 71% dos casos, os médicos de família eram do sexo masculino (rácio entre sexos = 2,4). A zona de prática era urbana para 97% dos médicos de família e todos trabalhavam no sector privado.

A taxa de médicos de clínica geral que responderam de acordo com os dados científicos do BCKQ, explorando o conhecimento sobre a DPOC, foi de 72%.

No que diz respeito aos factores de risco da DPOC, a exposição ao tabaco pode causar DPOC em 80% dos casos, de acordo com 91% dos médicos de clínica geral. De facto, a nível mundial, o tabagismo é de longe o principal fator de risco da DPOC. O tabagismo passivo é também um fator de risco.

Esta doença é invulgar antes dos 40 anos (61% dos médicos de família). 93% dos nossos médicos consideram que as mulheres e os homens são igualmente vulneráveis aos efeitos do tabagismo. Apesar de esta conclusão ser consistente com a literatura, foi recentemente demonstrado que a DPOC pode afetar as mulheres em formas mais precoces e mais graves.

Apenas 5% dos médicos de clínica geral acreditam que a DPOC é uma doença hereditária. Os factores de risco genéticos estão cada vez mais bem documentados, em particular a deficiência de alfa-1 antitripsina, que foi claramente identificada. Outros factores genéticos estão atualmente a ser avaliados.

No entanto, vários estudos na literatura têm incriminado o papel da exposição profissional na génese da DPOC. No nosso estudo, 88,8% dos médicos de família responsabilizaram a exposição profissional a poeiras pelo desenvolvimento da DPOC.

A maioria dos inquiridos considerou que os sinais funcionais, incluindo a tosse, a expetoração e a astenia, são comuns nos doentes com DPOC. Na literatura, os sintomas respiratórios mais comuns são a dispneia, a tosse e/ou a expetoração, mas estes podem ser subnotificados pelos doentes.

A dispneia, em particular, é uma das principais causas da incapacidade e da ansiedade associadas à doença, começando com uma falta de ar progressiva ao esforço e depois em repouso. Segundo os nossos médicos de família, o seu principal mecanismo é o estreitamento dos brônquios (68%).

Para diagnosticar a DPOC, 49% dos inquiridos basearam-se em critérios puramente semiológicos e 51% em testes respiratórios. Este resultado, que é comparável ao de outros estudos, sublinha a necessidade de desenvolver métodos de diagnóstico simples e facilmente utilizáveis pelos médicos de família. Segundo 23% dos inquiridos, o recurso a um respirologista é indispensável para o diagnóstico.

O rastreio da DPOC foi considerado como uma das funções dos médicos de clínica geral, mas foi considerado insuficiente. Embora 79% dos nossos médicos considerem que o rastreio da DPOC é uma das suas funções, quase metade deles não vê necessidade de efetuar testes respiratórios. A utilização de alguns aparelhos de medição da respiração requer apenas uma breve formação e poderia encorajar os médicos de clínica geral a equiparem-se com um espirómetro e a produzirem curvas "fluxo/volume" de boa qualidade no consultório, a fim de rastrear mais facilmente a doença.

Em termos de gestão da DPOC e de medidas gerais, os nossos médicos foram todos favoráveis à utilidade de deixar de fumar. De facto, deixar de fumar é a principal medida terapêutica capaz de influenciar a história natural da doença.

No que diz respeito à vacinação, apesar das recomendações quase unânimes de que os doentes com DPOC devem receber uma vacina anual contra a gripe, no nosso estudo 66% dos médicos de clínica geral pensaram que a gripe poderia desenvolver-se após esta vacinação, o que teoricamente não é verdade.

Em termos de tratamento de fundo, 50% dos médicos de família consideraram que os broncodilatadores estavam indicados para reduzir a produção de expetoração.

Entre as razões para a prescrição de CI, 46% dos nossos inquiridos consideraram que os CI são indicados para o alívio rápido da dispneia. Este resultado não está de acordo com as recomendações internacionais. Apesar de a maioria dos estudos ter demonstrado que o tratamento regular com CI, por si só, não altera o declínio a longo prazo do FEV1 ou a mortalidade nos doentes com DPOC, 65% dos médicos de clínica geral acreditam que os CI melhoram a função pulmonar na DPOC. Este facto demonstra o pouco conhecimento dos médicos sobre os efeitos terapêuticos destes medicamentos. O que está provado é que a combinação de CI e LABA melhora a função respiratória e reduz as exacerbações. Globalmente, o FEV1 melhora com a associação fixa extrafina de beclometasona (CI), formoterol (LABA) e glicopirrónio (LAMA), cuja eficácia foi confirmada no tratamento da DPOC grave a muito grave, com menos exacerbações.

Os corticosteróides orais não têm qualquer papel no tratamento de fundo da DPOC devido à falta de benefícios compensada por uma elevada taxa de complicações sistémicas a longo prazo. No nosso estudo, todos os médicos estavam conscientes dos efeitos secundários a longo prazo dos CO, embora 43% considerassem que os CO estavam indicados para cada exacerbação.

No que diz respeito aos antibióticos, em comparação com os dados da literatura (a duração média é de 7 dias), os médicos de família consideram que a duração mínima dos antibióticos em caso de exacerbação é de 10 dias.

Os doentes com DPOC, como todos os doentes crónicos, têm frequentemente muita dificuldade em aderir plenamente aos seus tratamentos e aos conselhos dos seus prestadores de cuidados. Por este motivo, a reabilitação respiratória, parte integrante dos cuidados, é efectuada durante 6 semanas para todos os doentes com DPOC e inclui

- educação terapêutica dos doentes
- otimização do tratamento farmacológico
- ajuda para deixar de fumar
- reciclagem de exercícios
- fisioterapia respiratória para drenagem brônquica
- cuidados psicossociais

No nosso estudo, procurámos avaliar a opinião dos nossos médicos de família sobre a educação terapêutica em particular. Estes revelaram uma visão aproximada da ETP, tal como descrita nas recomendações da HAS.

A análise dos resultados revelou que 67% dos nossos médicos praticam a educação terapêutica. Esta taxa parece elevada em comparação com outros estudos. Mas como a educação foi classificada em 6º lugar pelos nossos médicos de família, depois do controlo e da prescrição, pudemos concluir que a dinâmica está mais centrada na prescrição do que no aconselhamento e na educação.

No que diz respeito aos profissionais a envolver na TVE, as recomendações do grupo de trabalho da OMS sugerem que a educação deve ser efectuada por profissionais de saúde essencialmente formados na educação dos doentes: médicos de clínica geral e especialistas, enfermeiros, fisioterapeutas, farmacêuticos, psicólogos e assistentes sociais.

No nosso estudo, o médico de clínica geral e o respirologista ocuparam os lugares cimeiros, sendo o médico de clínica geral ligeiramente superior. A gestão em colaboração com o respirologista foi citada por 46% dos inquiridos. Este ponto de vista encoraja a integração da TVE nos cuidados primários.

Foram procuradas várias formas de educação. O local de prática da educação terapêutica foi o local de prática em 94% dos casos. Esta escolha do local pelos nossos médicos, provavelmente devido à falta de estruturas de cuidados regionais ou mesmo nacionais, está no entanto incluída nas recomendações de reabilitação propostas em consulta ou durante o internamento, de acordo com

alguns dados da literatura. Outros estudos descrevem o encaminhamento dos doentes para centros dedicados como a solução mais adequada.
No entanto, para a prática da TVE, a OMS recomenda um programa estruturado que constitua um quadro de referência para a aplicação do programa personalizado de cada doente. Esta estrutura não existe no nosso país em matéria de DPOC, pelo que a abordagem pedagógica dos nossos médicos pode ser qualificada de implícita.
Com o objetivo de otimizar e avaliar o processo de TVE, são recomendadas na literatura várias ferramentas como ficheiros de imagem, CD-ROM interactivos e folhetos informativos que ilustram a fisiopatologia, os factores agravantes, o modo de ação dos tratamentos, as técnicas de respiração e de relaxamento. A utilização da curva de Fletcher é também uma boa ferramenta para ilustrar a progressão da doença e os benefícios da cessação tabágica, mas nenhum dos nossos médicos de família a mencionou. De facto, mais de 2/3 dos inquiridos recomendaram a utilização do folheto de acompanhamento como ferramenta para avaliar a eficácia da TVE. No entanto, dado que se trata de uma recordação dos aspectos quotidianos da doença, considera-se que gera uma certa ansiedade.
O questionário de avaliação da abordagem pedagógica pareceu necessário para 48% dos médicos de família, o que está de acordo com as recomendações.
No que diz respeito à procura de TVE por parte dos doentes no âmbito dos seus cuidados, os inquiridos consideram que os doentes necessitam de TVE, mas nem todos (45% dos médicos) a procuram. Verifica-se que 60% dos médicos inquiridos consideram que os doentes têm apenas um conhecimento muito parcial da sua doença. Para os doentes que procuram a TVE (55%), segundo os médicos, as suas expectativas em relação à abordagem educativa limitam-se ao alívio dos sintomas (segundo 53,5% dos médicos de família) e à gestão das exacerbações agudas (segundo 43,8% dos médicos de família). Apenas 18,8% dos médicos de clínica geral consideravam que os seus doentes procuravam adquirir competências de autogestão.
Mas quando lhes perguntamos quais os objectivos essenciais que os doentes devem procurar atingir? Os nossos médicos insistiram em

- Conhecimento da doença (97,5%)
- Conhecimento da doença (75%)
- A sua competência em termos de gestão da doença (63%)

Os objectivos dos médicos e dos doentes na ETP são divergentes. Assim, a TVE, que é uma transferência planeada e organizada de competências do médico para o doente enquanto parceiro de saúde, destina-se a reduzir o fosso entre o médico e o doente.
De acordo com a OMS, o objetivo da TVE é permitir que os doentes adquiram

competências de autocuidado e de adaptação: competências que permitem às pessoas dominar e adquirir a capacidade de viver no seu ambiente e de o modificar, "conhecer-se a si próprio, saber gerir as suas emoções, desenvolver o pensamento crítico, estabelecer objectivos, avaliar-se, fortalecer-se". Estes foram também os principais objectivos da TVE mencionados nas respostas dos médicos, juntamente com a necessidade de fazer com que os doentes adiram ao seu tratamento de base (segundo 17% dos médicos de família) e de prevenir, tanto quanto possível, as exacerbações (46%).

O papel atribuído aos TVE pelos médicos na promoção da deteção precoce e da prevenção, e mesmo na luta contra o tabagismo, continua a ser modesto, com proporções consecutivas (13,5%, 9,6%, 9,6%).

No que diz respeito às expectativas dos médicos relativamente à tarefa de educação, 46% deles esperam uma melhor prevenção primária e uma redução dos custos globais de saúde. O impacto da TVE na redução dos custos globais de saúde foi demonstrado na literatura.

Uma maior sensibilização dos doentes para o processo de TVE é também uma das expectativas de 21% dos inquiridos, e uma maior sensibilização para a doença segundo 7,5% dos médicos de família. Esta última expetativa é relevante devido ao desconhecimento da DPOC na população em geral, como demonstram vários dados da literatura. A TVE, um processo de sensibilização para a doença, irá assim incentivar as pessoas a consultar o seu médico mais cedo e encorajar os médicos a fazer o diagnóstico numa fase menos avançada.

O benefício da TVE em termos de DPOC foi uma via de investigação em vários estudos que podem ter considerado os planos de ação dedicados como um componente-chave das intervenções de autogestão da DPOC. No entanto, outros estudos concluíram que os conhecimentos de autogestão eram mais elevados com os programas de TVE, mas não tinham qualquer efeito na alteração do questionário respiratório (SGRQ) que avalia a qualidade de vida, a utilização da saúde, a saúde mental ou a satisfação do doente.

De acordo com o nosso estudo, todos os médicos estão convencidos do valor da TVE e gostariam de a ver desenvolvida em conjunto com os cuidados primários, mas 33% dos inquiridos não praticam a TVE.

Os seus principais obstáculos a esta prática prendem-se com a dificuldade em mudar o comportamento dos doentes que desconhecem a sua doença (27%), as limitações de tempo (19%), o recurso do doente à consulta apenas em caso de exacerbação (15,5%), a falta de formação dos profissionais (15,5%) e a ausência de uma rede coordenada que facilite a integração dos médicos de família na gestão multidisciplinar.

Houve outras razões mais críticas. De acordo com 7,7% dos inquiridos, a TVE é um assunto do especialista, um campo monopolizado pelos pneumologistas. Do mesmo modo, segundo 7,7% dos médicos de família, os doentes aderem bem ao tratamento e não necessitam de TVE. Um médico manifestou pessimismo relativamente a qualquer programa de TVE.

Estas razões estão ligadas a uma má compreensão da atividade e dos desafios da educação terapêutica e a uma falta de informação e de sensibilização dos médicos de clínica geral.

Uma vez que os médicos de clínica geral não podem implementar a TVE para todos os doentes com doenças crónicas, parece necessário promover a colaboração com profissionais paramédicos com formação, em consultório privado, ou com estruturas criadas para o efeito. Para tal, será necessário sensibilizar e formar os médicos de família, para que possam compreender melhor as questões e a prática da TVE e, assim, convencer melhor os doentes do valor da abordagem educativa.

Embora o nosso estudo forneça uma visão geral relevante da prática atual, tem algumas limitações:

- Este estudo foi efectuado com 80 médicos de clínica geral, o que constitui uma pequena amostra. Como tal, não pode ser considerado representativo da população de médicos de clínica geral da província de Sfax.
- Como se trata de um questionário, existe existe um viés ligado ao entrevistador, inevitável, mas limitada pelo facto de estarmos a falar de uma mesma pessoa.
- Além disso, existe um preconceito ligado à seleção geográfica da população, localizada na província de Sfax.
- No questionário BCKQ que avalia os conhecimentos dos médicos, algumas modalidades terapêuticas não são abrangidas.

Tendo em conta os nossos resultados e os dados da literatura, e apesar dos progressos diagnósticos e terapêuticos no domínio das patologias crónicas, a DPOC continua a ser uma patologia pouco conhecida. E embora a educação terapêutica tenha começado a ser praticada regularmente nos serviços hospitalares especializados dos países do Magrebe, a DPOC é o parente pobre da TVE. Algumas medidas pareciam importantes para melhorar a gestão dos doentes com DPOC pelos médicos de família, nomeadamente a melhoria da formação médica especializada em DPOC e a educação terapêutica. A nossa análise demonstrou que os médicos estão interessados na TVE, mas o seu papel deve ser melhor definido e claramente assegurado de forma multidisciplinar, incluindo o médico de família, para benefício do doente. Por conseguinte, é necessário identificar melhor os obstáculos à introdução da TVE na clínica geral e refletir mais sobre os meios estruturais capazes de melhorar os cuidados globais. Mas é ainda necessário definir objectivos adaptados às necessidades dos médicos e dos doentes?

Bibliografia

1. Jaffiol C. O lugar do médico de clínica geral no percurso dos cuidados para as doenças crónicas em França. Int J Med Surg. 2017;4(s):14-20.
2. Jacquat D. Educação terapêutica do paciente. HEGEL ISSN 2115-452X 2011 3. 2011;
3. Iniciativa Global para a Doença Pulmonar Obstrutiva Crónica 2017. http://goldcopd.org/gold- 2017-global-strategy-diagnosis-management-prevention-copd/.
4. Vestbo J, Anderson W, Coxson H, Crim C, Dawber F, Edwards L, et al. Investigadores do ECLIPSE. Evaluation of COPD Longitudinally to Identify Predictive Surrogate Endpoints (ECLIPSE). Epub 2008 Jan 23. Apr 2008;31(4):869 - 73.
5. Roche N, Perez T, Neukirch F, Carré P, Terrioux P, Pouchain D, et al. Indivíduos em risco de DPOC na população em geral: desproporção entre a frequência dos sintomas, a sua perceção e o conhecimento da doença. Rev Mal Respir - REV MAL RESPIR. 1 de maio de 2009;26:521-9.
6. OMS | Doença pulmonar obstrutiva crónica (DPOC). OMS.
7. Daldoul H, Denguezli M, Tabka Z, Harrabi I. Doença pulmonar obstrutiva crónica na Tunísia: prevalência e impacto na vida quotidiana. Rev Mal Respir. Jan 2015;32:A84.
8. Scheen A, Giet D. O incumprimento terapêutico: causas, consequências, soluções. Rev Médicale Liège. 2010;65(5-6):239-45.
9. Chambouleyron M, Surpas P, Jacquemet S. Educação terapêutica para pacientes com BPCO. Rev Mal Respir. 2005;22(5):79-82.
10. Alta Autoridade de Saúde (HAS). Actos e Prestações Afeto de longa duração Diabetes tipo 1 e diabetes de tipo 2.
11. Peytremann-Bridevaux I, Staeger P, Bridevaux P-O, Ghali WA, Burnand B. Effectiveness of chronic obstructive pulmonary disease-management programs: systematic review and meta-analysis (Eficácia dos programas de gestão da doença pulmonar obstrutiva crónica: revisão sistemática e meta-análise). Am J Med. maio de 2008;121(5):433-443.e4.
12. Effing T, Monninkhof EM, van der Valk PDLPM, van der Palen J, van Herwaarden CLA, Partidge MR, et al. Educação para a autogestão de doentes com doença pulmonar obstrutiva crónica. Cochrane Database Syst Rev. 17 de outubro de 2007;(4):CD002990.
13. Bertrand X. Prefácio do Ministro da Saúde e da Solidariedade. Rev Mal Respir. 2006;23:5- 6.
14. Ben Saad H, Hamadou R, Ben Cheikh I, Chouchene A, Rejeb N, Zbidi A, et al. Respiratory rehabilitation of patients with chronic obstructive pulmonary disease: preliminary data from the Tunisian experience. J Réadapt Médicale Prat Form En Médecine Phys Réadapt. 1 Dec 2008;28(4):138-47.
15. Elmjendel I, Kacem A, Garrouche N, Gargouri I, Aissa S, Benzarti W, et al. Avaliação da qualidade da gestão da doença pulmonar obstrutiva crónica (DPOC) por médicos de clínica geral no centro da Tunísia. Rev Mal Respir. 1 Jan 2016;33(Suplemento):A200.
16. Bourdillon F, Mosnier A, Godard J. Missões de saúde pública para médicos de clínica geral. Santé Publique. 2008;20(5):489.
17. Godenir B. L'education therapeutique du patient atteint de broncho-pneumopathie chronique obstructive dans le bassin chamberien: évaluation des pratiques en medecine generale et propositions pour l'avenir. 2011.
18. White R, Walker P, Roberts S, Kalisky S, White P. Bristol COPD Knowledge

Questionnaire (BCKQ): testar o que ensinamos aos doentes sobre a DPOC. Chron Respir Dis. 2006;3(3):123-31.

19. J.Foucaud, M.Versel, O.Laugt, A.Taytard. A educação terapêutica do paciente com BPCO: o discurso do médico generalista. Elseiver Masson; 2005.

20. Reynaud A. Educação terapêutica do doente BPCO em medicina geral: inquérito a um grupo de médicos generalistas do Limousin. [Limousin]: UNIVERSITE DE LIMOGES Faculté de Médecine; 2014.

21. KLOUZ A, BRAYEK A, BEN AMOR N. Mapa de saúde da República da Tunísia. 2015.

22. Mathers CD, Loncar D. Projections of Global Mortality and Burden of Disease from 2002 to 2030. PLOS Med. 28 de novembro de 2006;3(11):e442.

23. Halbert RJ, Natoli JL, Gano A, Badamgarav E, Buist AS, Mannino DM. Global burden of COPD: systematic review and meta-analysis. Eur Respir J. Sept 2006;28(3):523-32.

24. Quach A, Giovannelli J, Chérot-Kornobis N, Ciuchete A, Clément G, Matran R, et al. Prevalência e subdiagnóstico da obstrução das vias aéreas entre adultos de meia-idade no norte de França: O estudo ELISABET 2011-2013. Respir Med. Dez 2015;109(12):1553-61.

25. Menezes AMB, Perez-Padilla R, Jardim JRB, Muiño A, Lopez MV, Valdivia G, et al. Chronic obstructive pulmonary disease in five Latin American cities (the PLATINO study): a prevalence study. Lancet Lond Engl. 26 Nov 2005;366(9500):1875-81.

26. Roche N, Ajjouri R, Compagnon A, Van Der Molen T, Mullerova H. Dados franceses no inquérito internacional Continuing to confront COPD (C2C). Rev Mal Respir. 1 de março de 2017;34(3):180-7.

27. Landis SH, Muellerova H, Mannino DM, Menezes AM, Han MK, van der Molen T, et al. Inquérito internacional aos doentes com DPOC "Continuing to Confront COPD": métodos, prevalência da DPOC e carga da doença em 2012-2013. Int J Chron Obstruct Pulmon Dis. 2014;9:597-611.

28. OMS | As 10 principais causas de morte. OMS.

29. . Hajem S. . Impedimentos específicos, síntese dos principais resultados de 2013 e perspetivas. Unidade de investigação e informação sobre envelhecimento e causas médicas de morte, Instituto Nacional de Saúde Pública; 2015.

30. Mercado N, Ito K, Barnes PJ. Envelhecimento acelerado do pulmão na DPOC: novos conceitos. Thorax. maio de 2015;70(5):482-9.

31. Bellali H, Zaghouani R, Ben Alaya N, Chahed M. Recours aux urgences pour un motif respiratoire dans la région du grand tunis, entre 2007 et 2010. La tunisie Medicale. 2015;Vol 93 (n°07) : 465-469.

32. Schirnhofer L, Lamprecht B, Vollmer WM, Allison MJ, Studnicka M, Jensen RL, et al. COPD Prevalence in Salzburg, Austria. Chest. Jan 2007;131(1):29-36.

33. de Marco R, Accordini S, Marcon A, Cerveri I, Antó JM, Gislason T, et al. Risk Factors for Chronic Obstructive Pulmonary Disease in a European Cohort of Young Adults (Factores de risco para doença pulmonar obstrutiva crónica numa coorte europeia de jovens adultos). Am J Respir Crit Care Med. abril de 2011;183(7):891-7.

34. Foreman MG, Zhang L, Murphy J, Hansel NN, Make B, Hokanson JE, et al. A doença pulmonar obstrutiva crónica de início precoce está associada ao sexo feminino, factores maternos e raça afro-americana no estudo COPDGene. Am J Respir Crit Care Med. 15 de agosto de 2011;184(4):414-20.

35. Silverman EK, Weiss ST, Drazen JM, Chapman HA, Carey V, Campbell EJ, et al.

Gender- related differences in severe, early-onset chronic obstructive pulmonary disease. Am J Respir Crit Care Med. 2000;162(6):2152-2158.

36. Martinez FJ, Curtis JL, Sciurba F, Mumford J, Giardino ND, Weinmann G, et al. Sex Differences in Severe Pulmonary Emphysema. Am J Respir Crit Care Med. agosto de 2007;176(3):243-52.

37. Tam A, Churg A, Wright JL, Zhou S, Kirby M, Coxson HO, et al. Diferenças sexuais na remodelação das vias aéreas em um modelo de rato de doença pulmonar obstrutiva crônica. Am J Respir Crit Care Med. 15 de abril de 2016;193(8):825-34.

38. El Fekih L, Berraies A, Hamzaoui A, Fenniche S, Megdiche M, Boussen H. Impact du tabagisme sur les affections brochopulmonaires : Ampleur du problème. La tunisie Medicale. El Fekih;89 (n°011) : 814-819.

39. Kohansal R, Martinez-Camblor P, Agustí A, Buist AS, Mannino DM, Soriano JB. The Natural History of Chronic Airflow Obstruction Revisited: An Analysis of the Framingham Offspring Cohort. Am J Respir Crit Care Med. Jul 2009;180(1):3-10.

40. Tan WC, Lo C, Jong A, Xing L, Fitzgerald MJ, Vollmer WM, et al. Marijuana and chronic obstructive lung disease: a population-based study. CMAJ Can Med Assoc J J Assoc Medicale Can. 14 de abril de 2009;180(8):814-20.

41. Yin P, Jiang CQ, Cheng KK, Lam TH, Lam KH, Miller MR, et al. Passive smoking exposure and risk of COPD among adults in China: the Guangzhou Biobank Cohort Study. Lancet Lond Engl. 1 Sep 2007;370(9589):751-7.

42. Campos MA, Alazemi S, Zhang G, Wanner A, Sandhaus RA. Effects of a disease management programme in individuals with alpha-1 antitrypsin deficiency (Efeitos de um programa de gestão da doença em indivíduos com deficiência de alfa-1 antitripsina). COPD. Fev. 2009;6(1):31-40.

43. Hunninghake GM, Cho MH, Tesfaigzi Y, Soto-Quiros ME, Avila L, Lasky-Su J, et al. *MMP12,* Lung Function, and COPD in High-Risk Populations. N Engl J Med. 31 de dezembro de 2009;361(27):2599-608.

44. Cho MH, Boutaoui N, Klanderman BJ, Sylvia JS, Ziniti JP, Hersh CP, et al. Variantes em FAM13A estão associadas à doença pulmonar obstrutiva crónica. Nat Genet. março de 2010;42(3):200-2.

45. Cho MH, McDonald M-LN, Zhou X, Mattheisen M, Castaldi PJ, Hersh CP, et al. Loci de risco para a doença pulmonar obstrutiva crónica: um estudo de associação de todo o genoma e meta-análise. Lancet Respir Med. março de 2014;2(3):214-25.

46. Hnizdo E, Sullivan PA, Bang KM, Wagner G. Association between chronic obstructive pulmonary disease and employment by industry and occupation in the US population: a study of data from the Third National Health and Nutrition Examination Survey. Am J Epidemiol. 15 de outubro de 2002;156(8):738-46.

47. Declaração da American Thoracic Society: Occupational Contribution to the Burden of Airway Disease. Am J Respir Crit Care Med. março de 2003;167(5):787-97.

48. Gan WQ, FitzGerald JM, Carlsten C, Sadatsafavi M, Brauer M. Associações da poluição do ar ambiente com hospitalização e mortalidade por doença pulmonar obstrutiva crónica. Am J Respir Crit Care Med. 1 de abril de 2013;187(7):721-7.

49. Paulin LM, Diette GB, Blanc PD, Putcha N, Eisner MD, Kanner RE, et al. As exposições ocupacionais estão associadas a uma pior morbilidade em doentes com doença pulmonar

obstrutiva crónica. Am J Respir Crit Care Med. março de 2015;191(5):557-65.

50. Sunyer J, Spix C, Quénel P, Ponce-de-León A, Pönka A, Barumandzadeh T, et al. Urban air pollution and emergency admissions for asthma in four European cities: the APHEA Project. Thorax. setembro de 1997;52(9):760-5.

51. Atkinson RW, Anderson HR, Sunyer J, Ayres J, Baccini M, Vonk JM, et al. Acute effects of particulate air pollution on respiratory admissions: results from APHEA 2 project. Air Pollution and Health: a European Approach (Poluição atmosférica e saúde: uma abordagem europeia). Am J Respir Crit Care Med. 15 Nov 2001;164(10 Pt 1):1860-6.

52. Beran D, Zar HJ, Perrin C, Menezes AM, Burney P, colaboração do grupo de trabalho do Fórum das Sociedades Respiratórias Internacionais. Carga da asma e da doença pulmonar obstrutiva crónica e acesso a medicamentos essenciais em países de baixo e médio rendimento. Lancet Respir Med. Fev. 2015;3(2):159-70.

53. Gershon AS, Warner L, Cascagnette P, Victor JC, To T. Risco ao longo da vida de desenvolver doença pulmonar obstrutiva crónica: um estudo longitudinal da população. Lancet Lond Engl. 10 Sep 2011;378(9795):991-6.

54. Todisco T, de Benedictis FM, Iannacci L, Baglioni S, Eslami A, Todisco E, et al. Mild prematurity and respiratory functions. Eur J Pediatr. Jan 1993;152(1):55-8.

55. Lawlor DA. Association of birth weight with adult lung function: findings from the British Women's Heart and Health Study and a meta-analysis. Thorax. 1 de outubro de 2005;60(10):851 -8.

56. Drummond MB, Kirk GD. Doenças pulmonares obstrutivas associadas ao VIH: conhecimentos e implicações para o clínico. Lancet Respir Med. Jul 2014;2(7):583-92.

57. Byrne AL, Marais BJ, Mitnick CD, Lecca L, Marks GB. Tuberculose e doença respiratória crónica: uma revisão sistemática. Int J Infect Dis IJID Off Publ Int Soc Infect Dis. março de 2015;32:138-46.

58. Miravitlles M, Worth H, Soler Cataluña JJ, Price D, De Benedetto F, Roche N, et al. Estudo observacional para caraterizar os sintomas da DPOC em 24 horas e sua relação com os resultados relatados pelo paciente: resultados do estudo ASSESS. Respir Res. 21 Oct 2014;15:122.

59. Ofir D, Laveneziana P, Webb KA, Lam Y-M, O'Donnell DE. Mechanisms of dyspnea during cycle exercise in symptomatic patients with GOLD stage I chronic obstructive pulmonary disease. Am J Respir Crit Care Med. 2008 Mar 15;177(6):622-9.

60. Elbehairy AF, Ciavaglia CE, Webb KA, Guenette JA, Jensen D, Mourad SM, et al. Pulmonary Gas Exchange Abnormalities in Mild Chronic Obstructive Pulmonary Disease. Implications for Dyspnea and Exercise Intolerance (Implicações para a dispneia e intolerância ao exercício). Am J Respir Crit Care Med. 15 de junho de 2015;191(12):1384-94.

61. Barnes PJ, Celli BR. Manifestações sistémicas e comorbilidades da DPOC. Eur Respir J. maio de 2009;33(5):1165-85.

62. Maltais F, Leblanc P, Jobin J, Casaburi R. Peripheral muscle dysfunction in chronic obstructive pulmonary disease (Disfunção muscular periférica na doença pulmonar obstrutiva crónica). Rev Mal Respir. Set 2002;19(No 4):444-53.

63. O'Donnell DE, Banzett RB, Carrieri-Kohlman V, Casaburi R, Davenport PW, Gandevia SC, et al. Fisiopatologia da dispneia na doença pulmonar obstrutiva crónica: uma mesa redonda. Proc Am Thorac Soc. maio de 2007;4(2):145-68.

64. Cho S-H, Lin H-C, Ghoshal AG, Bin Abdul Muttalif AR, Thanaviratananich S, Bagga S, et al. Doença respiratória na região Ásia-Pacífico: a tosse como um sintoma-chave. Allergy Asthma Proc. Apr 2016;37(2):131-40.

65. Soler N, Esperatti M, Ewig S, Huerta A, Agustí C, Torres A. Uso de antibióticos guiado pela purulência do escarro em pacientes hospitalizados com exacerbações da DPOC. Eur Respir J. Dez 2012;40(6):1344-53.

66. Brusse-Keizer MGJ, Grotenhuis AJ, Kerstjens H a. M, Telgen MC, van der Palen J, Hendrix MGR, et al. Relação entre a cor da expetoração e a carga bacteriana nas exacerbações agudas da DPOC. Respir Med. abril 2009;103(4):601-6.

67. Stockley RA, O'Brien C, Pye A, Hill SL. Relationship of sputum colour to nature and outpatient management of acute exacerbations of COPD (Relação da cor da expetoração com a natureza e a gestão ambulatória das exacerbações agudas da DPOC). Chest. junho de 2000;117(6):1638-45.

68. von Haehling S, Anker SD. A caquexia como uma necessidade médica importante, subestimada e não satisfeita: factos e números. J Cachexia Sarcopenia Muscle. setembro de 2010;1(1):1-5.

69. Schols AM, Soeters PB, Dingemans AM, Mostert R, Frantzen PJ, Wouters EF. Prevalência e caraterísticas da depleção nutricional em doentes com DPOC estável elegíveis para reabilitação pulmonar. Am Rev Respir Dis. maio de 1993;147(5):1151-6.

70. Rutten EPA, Calverley PMA, Casaburi R, Agusti A, Bakke P, Celli B, et al. Alterações na composição corporal em pacientes com doença pulmonar obstrutiva crónica: influenciam os resultados relacionados com o paciente? Ann Nutr Metab. 2013;63(3):239-47.

71. Schols AMWJ, Broekhuizen R, Weling-Scheepers CA, Wouters EF. Body composition and mortality in chronic obstructive pulmonary disease (Composição corporal e mortalidade na doença pulmonar obstrutiva crónica). Am J Clin Nutr. Jul 2005;82(1):53-9.

72. Holleman DR, Simel DL. Does the Clinical Examination Predict Airflow Limitation? JAMA. 25 Jan 1995;273(4):313-9.

73. Kesten S, Chapman KR. Physician perceptions and management of COPD (Percepções dos médicos e gestão da DPOC). Chest. julho de 1993;104(1):254-8.

74. Lamprecht B, McBurnie MA, Vollmer WM, Gudmundsson G, Welte T, Nizankowska-Mogilnicka E, et al. COPD in never smokers: results from the population-based burden of obstructive lung disease study. CHEST J. 2011;139(4):752-763.

75. Janson C, Marks G, Buist S, Gnatiuc L, Gislason T, McBurnie MA, et al. O impacto da DPOC no estado de saúde: resultados do estudo BOLD. Eur Respir J. Dec 2013;42(6):1472-83.

76. Al Ghobain M, Alhamad EH, Alorainy HS, Al Kassimi F, Lababidi H, Al-Hajjaj MS. A prevalência da doença pulmonar obstrutiva crónica em Riade, na Arábia Saudita: um estudo BOLD. Int J Tuberc Lung Dis. 1 Oct 2015;19(10):1252-7.

77. Güder G, Brenner S, Angermann CE, Ertl G, Held M, Sachs AP, et al. GOLD ou limite inferior da definição normal? uma comparação com o diagnóstico de doença pulmonar obstrutiva crónica baseado em peritos num estudo de coorte prospetivo. Respir Res. 2012;13(1):13.

78. Fishman A, Martinez F, Naunheim K, Piantadosi S, Wise R, Ries A, et al. A randomized trial comparing lung-volume-reduction surgery with medical therapy for severe emphysema.

N Engl J Med. 22 de maio de 2003;348(21):2059-73.
79. Klooster K, ten Hacken NHT, Hartman JE, Kerstjens HAM, van Rikxoort EM, Slebos DJ. Válvulas endobrônquicas para enfisema sem ventilação colateral interlobar. N Engl J Med. 10 de dezembro de 2015;373(24):2325-35.
80. Amalakanti S, Pentakota MR. A oximetria de pulso sobrestima a saturação de oxigénio na DPOC. Respir Care. abril de 2016;61(4):423-7.
81. Kelly AM, McAlpine R, Kyle E. Qual a precisão dos oxímetros de pulso em doentes com exacerbações agudas de doença crónica obstrutiva das vias respiratórias? Respir Med. maio de 2001;95(5):336-40.
82. Cuvelier A. Deficiência de alfa-1 antitripsina. outubro de 2007;24:7-17.
83. Bahloul N, Kallel N, Ketata W, Gargouri R, Moussa N, Kammoun S. Impacto da DPOC na qualidade de vida dos pacientes. Rev Mal Respir. 34:A150-1.
84. van den Boom G, Rutten-van Mölken MP, Tirimanna PR, van Schayck CP, Folgering H, van Weel C. Association between health-related quality of life and consultation for respiratory symptoms: results from the DIMCA programme. Eur Respir J. Jan 1998;11(1):67-72.
85. Seemungal TA, Donaldson GC, Paul EA, Bestall JC, Jeffries DJ, Wedzicha JA. Effect of exacerbation on quality of life in patients with chronic obstructive pulmonary disease (Efeito da exacerbação na qualidade de vida em doentes com doença pulmonar obstrutiva crónica). Am J Respir Crit Care Med. maio de 1998;157(5 Pt 1):1418-22.
86. Doll H, Miravitlles M. Health-related QOL in acute exacerbations of chronic bronchitis and chronic obstructive pulmonary disease: a review of the literature. PharmacoEconomics. 2005;23(4):345-63.
87. van der Molen T, Willemse BWM, Schokker S, ten Hacken NHT, Postma DS, Juniper EF. Desenvolvimento, validade e capacidade de resposta do Clinical COPD Questionnaire. Health Qual Life Outcomes. 28 Abr 2003;1:13.
88. Jones PW. Health status measurement in chronic obstructive pulmonary disease (Medição do estado de saúde na doença pulmonar obstrutiva crónica). Thorax. Nov 2001;56(11):880-7.
89. Jones PW, Quirk FH, Baveystock CM. The St George's Respiratory Questionnaire. Respir Med. Sept 1991;85 Suppl B:25-31; discussão 33-37.
90. Leplege A, Perneger T, Ecosse E, Pouchot J, Coste J. Le questionnaire MOS SF-36 : manuel de l'utilisateur et guide d'interprétation des scores. ISBN. 2001;155:118-5.
91. Jones PW, Harding G, Berry P, Wiklund I, Chen W-H, Kline Leidy N. Desenvolvimento e primeira validação do COPD Assessment Test. Eur Respir J. Sept 2009;34(3):648-54.
92. Mahler DA, Mackowiak JI. Evaluation of the short-form 36-item questionnaire to measure health-related quality of life in patients with COPD. Chest. junho de 1995;107(6):1585-9.
93. Spencer S, Calverley PM, Sherwood Burge P, Jones PW. Health status deterioration in patients with chronic obstructive pulmonary disease (Deterioração do estado de saúde em doentes com doença pulmonar obstrutiva crónica). Am J Respir Crit Care Med. 2001;163(1):122-128.
94. Hajiro T, Nishimura K, Tsukino M, Ikeda A, Oga T, Izumi T. A comparison of the level of dyspnea vs disease severity in indicating the health-related quality of life of patients with

COPD. Chest. Dez 1999;116(6):1632-7.
95. Barnes N, Calverley PMA, Kaplan A, Rabe KF. Doença pulmonar obstrutiva crónica e exacerbações: percepções dos doentes a partir do inquérito global Hidden Depths of COPD. BMC Pulm Med. 23 de agosto de 2013;13:54.
96. Watz H, Waschki B, Boehme C, Claussen M, Meyer T, Magnussen H. Extrapulmonary effects of chronic obstructive pulmonary disease on physical activity: a cross-sectional study. Am J Respir Crit Care Med. 1 de abril de 2008;177(7):743-51.
97. Watz H, Waschki B, Kirsten A, Müller K-C, Kretschmar G, Meyer T, et al. The metabolic syndrome in patients with chronic bronchitis and COPD: frequency and associated consequences for systemic inflammation and physical inactivity. Chest. Out 2009;136(4):1039-46.
98. Ford ES, Schulze MB, Pischon T, Bergmann MM, Joost H-G, Boeing H. Metabolic syndrome and risk of incident diabetes: findings from the European Prospective Investigation into Cancer and Nutrition-Potsdam Study. Cardiovasc Diabetol. 12 Dec 2008;7:35.
99. Bolton CE, Ionescu AA, Shiels KM, Pettit RJ, Edwards PH, Stone MD, et al. Associated loss of fat-free mass and bone mineral density in chronic obstructive pulmonary disease. Am J Respir Crit Care Med. 15 de dezembro de 2004;170(12):1286-93.
100.Sevenoaks MJ, Stockley RA. Doença Pulmonar Obstrutiva Crónica, inflamação e co-morbilidade - um fenótipo inflamatório comum? Respir Res. 2006;7(1):70.
101.Similowski T, Agustí A, MacNee W, Schönhofer B. O potencial impacto da anemia da doença crónica na DPOC. Eur Respir J. Feb 2006;27(2):390-6.
102.Horwich TB, Fonarow GC, Hamilton MA, MacLellan WR, Borenstein J. Anemia is associated with worse symptoms, greater impairment in functional capacity and a significant increase in mortality in patients with advanced heart failure. J Am Coll Cardiol. 5 de junho de 2002;39(11):1780-6.
103.Norwood RJ. Uma revisão das etiologias da depressão na DPOC. Int J Chron Obstruct Pulmon Dis. 2007;2(4):485-91.
104.Almagro P, Barreiro B, Ochoa de Echaguen A, Quintana S, Rodríguez Carballeira M, Heredia JL, et al. Risk factors for hospital readmission in patients with chronic obstructive pulmonary disease. Respir Int Rev Thorac Dis. 2006;73(3):311-7.
105.Xu W, Collet J-P, Shapiro S, Lin Y, Yang T, Platt RW, et al. Independent effect of depression and anxiety on chronic obstructive pulmonary disease exacerbations and hospitalizations. Am J Respir Crit Care Med. 2008 Nov 1;178(9):913-20.
106.Yohannes AM, Baldwin RC, Connolly MJ. Predictors of 1-year mortality in patients discharge from hospital following acute exacerbation of chronic obstructive pulmonary disease. Age Ageing. setembro de 2005;34(5):491-6.
107.Ulubay G, Ulasli SS, Bozbas SS, Ozdemirel T, Karatas M. Effects of peripheral neuropathy on exercise capacity and quality of life in patients with chronic obstructive pulmonary diseases. Arch Med Sci AMS. May 9, 2012;8(2):296-302.
108.Voll-Aanerud M, Eagan TML, Wentzel-Larsen T, Gulsvik A, Bakke PS. Respiratory symptoms, COPD severity, and health related quality of life in a general population sample (Sintomas respiratórios, gravidade da DPOC e qualidade de vida relacionada com a saúde numa amostra da população geral). Respir Med. março de 2008;102(3):399-406.
109.Huiart L, Ernst P, Suissa S. Cardiovascular morbidity and mortality in COPD. Chest.

outubro de 2005;128((4)):2640-6.

110.Sin DD, Man SFP. Porque é que os doentes com doença pulmonar obstrutiva crónica têm um risco acrescido de doenças cardiovasculares? O papel potencial da inflamação sistémica na doença pulmonar obstrutiva crónica. Circulation. 25 de março de 2003;107(11):1514-9.

111.Hansell AL, Walk JA, Soriano JB. De que morrem os doentes com doença pulmonar obstrutiva crónica? Uma análise de codificação de causas múltiplas. Eur Respir J. Nov 2003;22(5):809-14.

112.Falk JA, Kadiev S, Criner GJ, Scharf SM, Minai OA, Diaz P. Cardiac disease in chronic obstructive pulmonary disease. Proc Am Thorac Soc. 1 de maio de 2008;5(4):543-8.

113.Marquis K, Maltais F, Poirier P. [Manifestações cardiovasculares em pacientes com DPOC]. Rev Mal Respir. junho de 2008;25(6):663-73.

114.Fletcher C, Peto R. The natural history of chronic airflow obruction (A história natural da obstrução crónica do fluxo de ar). Br Med J. 1977;1(6077):1645-1648.

115.Tomczyk S, Bennett NM, Stoecker C, Gierke R, Moore MR, Whitney CG, et al. Uso da vacina conjugada pneumocócica 13valente e da vacina polissacarídica pneumocócica 23-valente entre adultos com idade> 65 anos: recomendações do Comité Consultivo para as Práticas de Imunização (ACIP). MMWR Morb Mortal Wkly Rep. 19 de setembro de 2014;63(37):822-5.

116.Bonten MJM, Huijts SM, Bolkenbaas M, Webber C, Patterson S, Gault S, et al. Vacina conjugada de polissacarídeo contra pneumonia pneumocócica em adultos. N Engl J Med. 19 de março de 2015;372(12):1114-25.

117.Burge P, Calverley P, Jones P, Spencer S, Anderson J, Maslen T. Estudo aleatório, duplamente cego e controlado por placebo do propionato de fluticasona em doentes com doença pulmonar obstrutiva crónica moderada a grave... BMJ. 13 de maio de 2000;320(7245):1297-303.

118.Melani AS. Antagonistas muscarínicos de ação prolongada. Expert Rev Clin Pharmacol. 2015;8(4):479-501.

119.Jones PW, Singh D, Bateman ED, Agusti A, Lamarca R, de Miquel G, et al. Eficácia e segurança do brometo de aclidínio duas vezes por dia em doentes com DPOC: o estudo ATTAIN. Eur Respir J. Oct 2012;40(4):830-6.

120.Karner C, Chong J, Poole P. Tiotropium versus placebo para a doença pulmonar obstrutiva crónica. Cochrane Database Syst Rev. 11 Jul 2012;(7):CD009285.

121.Kesten S, Casaburi R, Kukafka D, Cooper CB. Melhoria da participação no exercício auto-relatada com a combinação de tiotrópio e treino de exercício de reabilitação em doentes com DPOC. Int J Chron Obstruct Pulmon Dis. 2008;3(1):127-36.

122.Cazzola M, Molimard M. The scientific rationale for combining long-acting beta2-agonists and muscarinic antagonists in COPD. Pulm Pharmacol Ther. agosto de 2010;23(4):257-67.

123.Wedzicha JA, Decramer M, Ficker JH, Niewoehner DE, Sandström T, Taylor AF, et al. Análise das exacerbações da doença pulmonar obstrutiva crónica com o broncodilatador duplo QVA149 em comparação com o glicopirrónio e o tiotrópio (SPARK): um estudo aleatório, em dupla ocultação, de grupo paralelo. Lancet Respir Med. maio de 2013;1(3):199-209.

124.Franssen FME, Wouters EFM, Vanfleteren LEGW. Indacaterol-Glicopirrónio para a

DPOC. N Engl J Med. 1 de setembro de 2016;375(9):898-9.

125.Boardman C, Chachi L, Gavrila A, Keenan CR, Perry MM, Xia YC, et al. Mecanismos de ação e insensibilidade de glicocorticóides na doença das vias aéreas. Pulm Pharmacol Ther. dec 2014;29(2):129-43.

126.Yang IA, Clarke MS, Sim EHA, Fong KM. Corticosteróides inalados para doença pulmonar obstrutiva crónica estável. Cochrane Database Syst Rev. 11 Jul 2012;(7):CD002991.

127.Vestbo J, Papi A, Corradi M, Blazhko V, Montagna I, Francisco C, et al. Terapia tripla extrafina com inalador único versus terapia com antagonista muscarínico de ação prolongada para a doença pulmonar obstrutiva crónica (TRINITY): um ensaio aleatório controlado, duplamente cego, de grupos paralelos. Lancet Lond Engl. 13 de maio de 2017;389(10082):1919-29.

128.Lipson DA, Barnacle H, Birk R, Brealey N, Locantore N, Lomas DA, et al. Ensaio FULFIL: Terapia tripla uma vez por dia para pacientes com doença pulmonar obstrutiva crónica. Am J Respir Crit Care Med. 15 de agosto de 2017; 196 (4): 438-46.

129.Aubier M. Pharmacotherapy of respiratory muscles (Farmacoterapia dos músculos respiratórios). Clin Chest Med. junho de 1988;9(2):311-24.

130.Moxham J. Aminophylline and the respiratory muscles: an alternative view (Aminofilina e os músculos respiratórios: uma visão alternativa). Clin Chest Med. junho de 1988;9(2):325-36.

131.ZuWallack RL, Mahler DA, Reilly D, Church N, Emmett A, Rickard K, et al. Salmeterol plus theophylline combination therapy in the treatment of COPD. Chest. junho de 2001;119(6):1661-70.

132.Zacarias EC, Castro AA, Cendon S. Efeito da teofilina associada a beta2-agonistas inalatórios de curta ou longa ação em pacientes com doença pulmonar obstrutiva crônica estável: uma revisão sistemática. J Bras Pneumol. abr 2007;33(2):152-60.

133.Rabe KF. Atualização sobre o roflumilast, um inibidor da fosfodiesterase 4 para o tratamento da doença pulmonar obstrutiva crónica. Br J Pharmacol. maio de 2011;163(1):53-67.

134.Calverley PMA, Rabe KF, Goehring U-M, Kristiansen S, Fabbri LM, Martinez FJ, et al. Roflumilast in symptomatic chronic obstructive pulmonary disease: two randomised clinical trials. Lancet Lond Engl. 29 de agosto de 2009;374(9691):685-94.

135.Fabbri LM, Calverley PMA, Izquierdo-Alonso JL, Bundschuh DS, Brose M, Martinez FJ, et al. Roflumilast in moderate-to-severe chronic obstructive pulmonary disease treated with longacting bronchodilators: two randomised clinical trials. Lancet Lond Engl. 29 de agosto de 2009;374(9691):695-703.

136.Murphy PB, Rehal S, Arbane G, Bourke S, Calverley PMA, Crook AM, et al. Efeito da ventilação não invasiva domiciliar com oxigenoterapia versus oxigenoterapia isolada na readmissão hospitalar ou morte após uma exacerbação aguda da DPOC: um ensaio clínico randomizado. JAMA. 06 2017;317(21):2177-86.

137.Han J, Dai L, Zhong N. Indacaterol na dispneia na doença pulmonar obstrutiva crónica: uma revisão sistemática e meta-análise de ensaios aleatórios controlados por placebo. BMC Pulm Med. 25 Abr 2013;13:26.

138.Cazzola M, Rogliani P, Ruggeri P, Segreti A, Proietto A, Picciolo S, et al. Tratamento crónico com indacaterol e resposta das vias aéreas ao salbutamol em DPOC estável. Respir Med. junho de 2013;107(6):848-53.

139.Leuppi JD, Schuetz P, Bingisser R, Bodmer M, Briel M, Drescher T, et al. Terapia glucocorticoide de curto prazo versus convencional em exacerbações agudas de doença pulmonar obstrutiva crónica: o ensaio clínico aleatório REDUCE. JAMA. 5 de junho de 2013;309(21):2223-31.

140.Recomendações HAS. Educação terapêutica do doente. Definição, objectivos e organização. 2007.

141.Bellamy D, Smith J. Role of primary care in early diagnosis and effective management of COPD: Papel dos cuidados primários na gestão da DPOC. Int J Clin Pract. 10 Jul 2007;61(8):1380-9.

142.Darmon D, Roche N, Ghasarossian C, Stach B, Cittée J, Housset B. Deteção de DPOC na prática geral: que perspetiva? Rev Mal Respir. Feb 2015;32(2):94-6.

143.Weltgesundheitsorganisation, editora. Therapeutic patient education: continuing education programmes for health care providers in the field of prevention of chronic diseases; relatório de um grupo de trabalho da OMS. Copenhaga; 1998. 77 p. (Saúde Europeia21 - Objetivo 18, Desenvolver recursos humanos para a saúde).

144.Lenferink A, Brusse-Keizer M, van der Valk PD, Frith PA, Zwerink M, Monninkhof EM, et al. Intervenções de autogestão incluindo planos de ação para exacerbações versus cuidados habituais em doentes com doença pulmonar obstrutiva crónica. Cochrane Database Syst Rev. 4 Aug 2017;8:CD011682.

145.McGeoch GRB, Willsman KJ, Dowson CA, Town GI, Frampton CM, McCartin FJ, et al. Self-management plans in the primary care of patients with chronic obstructive pulmonary disease. Respirol Carlton Vic. Sep 2006;11(5):611-8.

146.Rasekaba TM, Williams E, Hsu-Hage B. Pode um programa de reabilitação pulmonar de gestão de doenças crónicas para a DPOC reduzir a utilização aguda de hospitais rurais? Chron Respir Dis. 2009;6(3):157-63.

147.Leung J, Bhutani M, Leigh R, Pelletier D, Good C, Sin DD. Capacitar os médicos de família para transmitir o ensino adequado do inalador a pacientes com doença pulmonar obstrutiva crónica e asma. Can Respir J. Oct 2015;22(5):266-70.

148.Gagnayre R, Traynard PY. L'éducation du patient atteint de maladie chronique L'exemple du diabète. Atual Doss En Santé Publique. 2001;(36):48-49.

149.Atsou K, Chouaid C, Hejblum G. Simulation-Based Estimates of Effectiveness and Cost-Effectiveness of Smoking Cessation in Patients with Chronic Obstructive Pulmonary Disease. Su Z, editor. PLoS ONE. 14 Sep 2011;6(9):e24870.

150.Fournier C, Attali C. Éducation (thérapeutique) du patient en médecine générale. Médecine. 2012;8(3):123-128.

151.Miravitlles M, de la Roza C, Morera J, Montemayor T, Gobartt E, Martín A, et al. Sintomas respiratórios crónicos, espirometria e conhecimento da DPOC na população em geral. Respir Med. Nov 2006;100(11):1973-80.

152.Jébrak G, Vicaire M, Murez A. DPOC: os doentes falam com os prestadores de cuidados. Inquérito da Fédération française des associations et amicales de malades insuffisants ou handicapés respiratoires (FFAAIR). Rev Mal Respir. maio de 2015;32(5):500-12.

153.Emery CF, Schein RL, Hauck ER, MacIntyre NR. Psychological and cognitive outcomes

of a randomized trial of exercise among patients with chronic obstructive pulmonary disease. Health Psychol Off J Div Health Psychol Am Psychol Assoc. maio de 1998;17(3):232-40.
154.Gibbons FX, Eggleston TJ, Benthin AC. Cognitive reactions to smoking relapse: the reciprocal relation between dissonance and self-esteem. J Pers Soc Psychol. Jan 1997;72(1):184-95.
155.Halpern MT. Effect of smoking characteristics on cognitive dissonance in current and former smokers. Addict Behav. abril de 1994;19(2):209-17.
156.Yawn BP, Wollan PC. Conhecimentos e atitudes dos médicos de família que frequentam a formação médica contínua sobre DPOC. Int J Chron Obstruct Pulmon Dis. 2008;3(2):311-7.
157.Walters N, Coleman T. Comparison of the smoking behaviour and attitudes of smokers who attribute respiratory symptoms to smoking with those who do not. Br J Gen Pr. 2002;52(475):132-134.
158.Jakoubovitch S, Bournot M-C, Cercier E, Tuffreau F. Les emplois du temps des médecins généralistes. Etudes Résultats. 2012;(797).
159.Foucaud J, Moquet MJ, Rostan F, Hamel E. État des lieux de la formation initiale en éducation thérapeutique du patient en France: résultats d'une analyse globale pour 10 professions de Santé. Evolutions. aVRIL 2008;12.

Apêndice 1

Questionário "Educação terapêutica dos doentes com DPOC pelos médicos de clínica geral".

Questionário nº :

Perfil do médico entrevistado :

Idade :

Sexo: Masculino - Feminino

Tipo de prática: individual - grupo

Ambiente de prática: urbano - semi-rural - rural

Exercício especial: não - sim (qual?)

Estado das instalações :

1. Como definiria o seu papel em relação aos doentes com DPOC?

□ Prevenção □ Rastreio Tratamento de DSuivi □ Tratamento agudo

□ Aconselhamento sobre educação Outro - especificar

2. Oferece formação terapêutica a doentes com DPOC?

□ Sim □ Não

Em caso afirmativo

3. O que é que faz na prática?

3.1.Que orador? Tu □ Outro- Qual deles :

3.2.O doente está acompanhado? □ Sim Não

3.3.Onde? No consultório Outro - Especificar:

3.4.Está a exercer uma função consultiva? DOui□ Não

3.5.Prescrição médica? Sim □ Não

3.6.Com que frequência faz o controlo? □ Regular □ Irregular

Com que frequência (/trimestre) :

4. Que organização que oferece este serviço conhece?

□ Nenhum DEcole de l'Isthme/BPCO □ Outro- Especificar:

5. Na sua opinião, quais são as finalidades e os objectivos da educação terapêutica?

Se NÃO

6. Porque é que não o faz?

Médicos de família e ET :

7. Acha que este negócio deve ser expandido?

□ Não sei DOui □ Não- Porquê :

Em caso afirmativo,

8. De que forma?

8.1.Que orador(es) :

□ Médico de clínica geral □ IDE especializado em educação terapêutica

□ Respirologista DPsicólogo □Cinesiterapeuta □ Outro - Especificar:

8.2.Onde : □ No consultório DAl'hòpital Ambos □ Outro- Especificar:

8.3.Com que frequência: □ Regularmente □ Não regularmente

Com que frequência (/trimestre)

8.4.Que ferramentas :

□ Questionário de avaliação □ Folheto de acompanhamento □ Auxílio visual □ Outro - especificar :

9. Qual dos seguintes objectivos principais do doente deve ser alcançado?

Consciência da doença Conhecimentos sobre a doença

A sua competência em termos de gestão da doença

□ Outra - Especificar:

O doente com DPOC :

10. Na sua opinião, existe uma procura deste tipo de cuidados por parte dos doentes?

? □ Sim Não

Em caso afirmativo

11. Quais são as suas expectativas?

Alívio dos sintomas Gestão da exacerbação aguda

Prevenção do agravamento e das exacerbações □ Auto-gestão Outro - especificar:

Se NÃO

12. Porquê?

Conclusão:

13. Quais são as suas expectativas em termos de educação terapêutica?

Apêndice 2

Questionário de conhecimentos sobre DPOC de Bristol (BCKQ)

R White et al (2008)

			Verdadeiro	Falso	Não saber
1.		**Na DPOC:**			
	a.	Na DPOC, a palavra "crónica" significa que a doença é grave	O	X	O
	b.	A DPOC só pode ser confirmada através de testes respiratórios	X	O	O
	c.	Na DPOC, o agravamento é geralmente gradual ao longo do tempo	X	O	O
	d.	Na DPOC, os níveis de oxigénio no sangue são sempre baixos	O	X	O
	e.	A DPOC é invulgar em pessoas com menos de 40 anos	X	O	O
2.		**DPOC :**			
	a.	Mais de 80% dos casos de DPOC são causados pelo consumo de cigarros	X	O	O
	b.	A DPOC pode ser causada pela exposição a poeiras profissionais	X	O	O
	c.	A asma de longa duração pode evoluir para DPOC	X	O	O
	d.	A DPOC é geralmente uma doença hereditária	O	X	O
	e.	As mulheres são menos vulneráveis aos efeitos do consumo de tabaco do que os homens	O	X	O
3.		**Os seguintes sintomas são comuns na DPOC :**			
	a.	Inchaço dos tornozelos	O	X	O
	b.	Cansaço	X	O	O
	c.	Sibilância	X	O	O
	d.	Dor torácica esmagadora	O	X	O
	e.	Perda de peso rápida	O	X	O
4.		**Falta de ar na DPOC :**			
	a.	A falta de ar grave impede a viagem de avião	O	X	O
	b.	A falta de ar pode ser agravada pela ingestão de grandes refeições	X	O	O
	c.	A falta de ar significa que os seus níveis de oxigénio são baixos	O	X	O
	d.	A falta de ar é uma reação normal ao exercício	X	O	O
	e.	A falta de ar é causada principalmente por um estreitamento dos tubos brônquicos	X	O	O
5.		**Fleuma (expetoração) :**			
	a.	A tosse com catarro é um sintoma comum na DPOC	X	O	O
	b.	A eliminação do catarro é mais difícil quando se está desidratado	X	O	O
	c.	Os inaladores broncodilatadores podem ajudar a eliminar o catarro	X	O	O
	d.	O catarro causa danos se for engolido	O	X	O
	e.	A limpeza do catarro pode ser auxiliada por exercícios respiratórios	X	O	O
6.		**Infecções do tórax / Exacerbações :**			
	a.	As infecções do peito provocam frequentemente tosse com sangue	O	X	O
	b.	Nas infecções do tórax, o catarro torna-se geralmente colorido (amarelo ou verde)	X	O	O
	c.	As exacerbações (episódios de agravamento) podem ocorrer na ausência de uma infeção torácica	X	O	O
	d.	As infecções do peito estão sempre associadas a uma temperatura elevada	O	X	O
	e.	Os comprimidos de esteróides devem ser tomados sempre que houver uma exacerbação	O	X	O
7.		**Exercício na DPOC :**			
	a.	Caminhar é melhor exercício do que exercícios respiratórios para melhorar a forma física	X	O	O
	b.	O exercício físico deve ser evitado, uma vez que sobrecarrega os pulmões	O	X	O
	c.	O exercício físico pode ajudar a manter a densidade óssea	X	O	O
	d.	O exercício físico ajuda a aliviar a depressão	X	O	O
	e.	O exercício deve ser interrompido se provocar falta de ar	O	X	O
8.		**Fumar :**			
	a.	Deixar de fumar reduzirá o risco de doença cardíaca	X	O	O
	b.	Deixar de fumar irá atrasar o aparecimento de lesões pulmonares	X	O	O
	c.	Deixar de fumar é inútil, pois os danos já estão feitos	O	X	O
	d.	Deixar de fumar resulta geralmente numa melhoria da função pulmonar	O	X	O
	e.	A terapia de substituição da nicotina só está disponível mediante receita médica	O	X	O
9.		**Vacinação :**			
	a.	A vacina contra a gripe é recomendada todos os anos	X	O	O
	b.	Pode apanhar gripe por ter tomado a vacina da gripe	O	X	O
	c.	Só pode receber a vacina da gripe se tiver 65 anos ou mais	O	X	O
	d.	A vacina contra a pneumonia protege contra todas as formas de pneumonia	O	X	O
	e.	Pode receber uma vacina contra a pneumonia e uma vacina contra a gripe no mesmo dia	X	O	O
10.		**Broncodilatadores inalados :**			
	a.	Todos os broncodilatadores actuam rapidamente (em 10 minutos)	O	X	O
	b.	Os broncodilatadores de ação curta e longa podem ser tomados no sábado	X	O	O

c.	Os espaçadores (por exemplo, Nebuhaler, Aerochamber) devem ser secos com uma toalha após a lavagem	O	X	O
d.	A utilização de um dispositivo espaçador aumentará a quantidade de fármaco depositado nos pulmões	X	O	O
e.	O tremor pode ser um efeito secundário dos broncodilatadores	X	O	O
11.	**Tratamento antibiótico na DPOC :**			
a.	Para ser eficaz, o curso deve ter uma duração mínima de 10 dias	O	X	O
b.	O uso excessivo de antibióticos pode causar bactérias (germes) resistentes	X	O	O
c.	Os antibióticos eliminam todas as infecções do peito	O	X	O
d.	O tratamento com antibióticos é necessário para uma exacerbação (agravamento), mesmo que ligeira	O	X	O
e.	Deve procurar aconselhamento se os antibióticos causarem diarreia grave	X	O	O
12.	**Comprimidos de esteróides administrados para a DPOC (por exemplo, prednisolona)**			
a.	Os comprimidos de esteróides ajudam a fortalecer os músculos	O	X	O
b.	Os comprimidos de esteróides devem ser evitados se houver uma infeção no peito	O	X	O
c.	O risco de efeitos secundários a longo prazo devido aos esteróides é menor com cursos curtos do que com o tratamento contínuo	X	O	O
d.	A indigestão é um efeito secundário comum da utilização de comprimidos de esteróides	X	O	O
e.	Os comprimidos de esteróides podem aumentar o apetite	X	O	O
13.	**Esteróides inalados (castanho, vermelho ou laranja)**			
a.	Os esteróides inalados devem ser interrompidos se lhe forem administrados comprimidos de esteróides	O	X	O
b.	Os inaladores de esteróides podem ser utilizados para um alívio rápido da falta de ar	O	X	O
c.	Os espaçadores reduzem o risco de aftas na boca	X	O	O
d.	O inalador de esteróides deve ser tomado antes do broncodilatador	O	X	O
e.	Os esteróides inalados melhoram a função pulmonar na DPOC	O	X	O

Apêndice 3

Curva de Fletcher que ilustra o interesse de Karret pelo tabaco

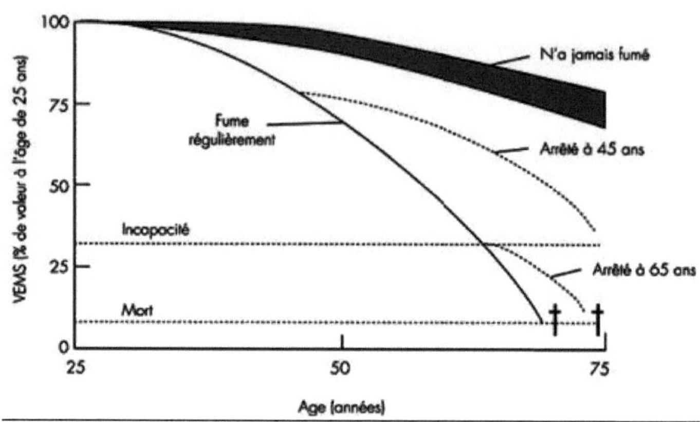

Idade (anos)

Diminuição do FEV1 relacionada com a idade

A zona cinzenta representa o declínio fisiológico (fumador não recetivo ou fumador não recetivo aos efeitos nocivos do cigarro), enquanto a linha sólida representa o declínio oculto observado no fumador recetivo. A linha a tracejado representa o declínio, a partir dos 45 anos, num ex-fumador que deixou de fumar aos 45 anos.

RESUMO

INTRODUÇÃO

A doença pulmonar obstrutiva crónica representa um grande desafio em termos de cuidados aos doentes, custos de saúde e qualidade de vida. Como qualquer doença crónica, exige que os doentes adiram ao tratamento necessário. No entanto, não é esse o caso dos doentes crónicos, que muitas vezes não aderem bem aos seus tratamentos ou aos conselhos dados pelos seus prestadores de cuidados. A educação terapêutica dos doentes é a resposta a este problema. Trata-se de um processo que permitirá ao doente participar na melhoria da sua qualidade de vida, adquirindo simultaneamente competências de adaptação e de autogestão. Os médicos de família, enquanto prestadores de cuidados primários, são os principais responsáveis pela delegação desta educação terapêutica nos doentes, transmitindo-lhes de bom grado as suas competências, o que desempenha um papel crucial na sua perceção da doença, com um impacto importante na gestão terapêutica e no nível de controlo da doença.

OBJECTIVOS DO ESTUDO

Dado que a prática da educação terapêutica com os doentes por parte dos médicos de clínica geral não foi avaliada, os objectivos deste estudo são avaliar a opinião dos médicos de clínica geral sobre a educação terapêutica e avaliar os seus conhecimentos teóricos e o seu nível de envolvimento na gestão global da doença pulmonar crónica.

MATERIAIS E MÉTODOS

Trata-se de um estudo descritivo transversal efectuado junto dos médicos de clínica geral da região de Sfax durante um período de 4 meses. Um primeiro questionário foi concebido em torno de três eixos: gestão da doença na clínica geral, educação terapêutica em DPOC e procura do processo de educação por parte dos doentes. Um segundo questionário, o questionário Bristol de conhecimentos sobre a DPOC, foi aplicado aos médicos para avaliar os seus conhecimentos sobre a doença pulmonar obstrutiva crónica.

RESULTADOS

A taxa de respostas corretas ao questionário de avaliação dos conhecimentos dos médicos foi de 72%.

No que diz respeito aos sinais funcionais da doença, a tosse, a dispneia e a expetoração são os sintomas mais frequentes segundo os nossos médicos.

Para fazer um diagnóstico positivo da DPOC, metade dos médicos recorreu a testes respiratórios, enquanto a outra metade se baseou em critérios puramente clínicos. A insuficiência do diagnóstico da doença é agravada pela falta de conhecimento da população em geral sobre a DPOC e os seus sintomas (60% dos médicos consideram que os doentes têm um conhecimento muito limitado da doença).

No que diz respeito à gestão da DPOC, a cessação do tabagismo é a principal medida terapêutica, de acordo com todos os inquiridos. Sabe-se que a vacina contra a gripe é indicada anualmente, mas a gripe pode ocorrer (de acordo com 66% dos inquiridos). Verificou-se também que os antibióticos e os corticóides orais continuam a ser sobre-prescritos, independentemente da gravidade das exacerbações, e por períodos que excedem as recomendações internacionais.

No que diz respeito à educação terapêutica, dois terços dos nossos médicos afirmaram praticar esta abordagem principalmente nos seus consultórios (94%) e durante as consultas (83%). Isto leva-nos a concluir que se trata de uma prática implícita. De facto, a OMS recomenda um programa estrutural que representa um quadro de referência para a implementação de um programa personalizado para cada doente.

Os médicos de clínica geral e os respirologistas são os principais actores da educação terapêutica, segundo os nossos médicos. Os doentes precisam de formação, mas nem todos a procuram (segundo 45% dos médicos).

Todos os médicos estão convencidos da necessidade de promover o processo educativo nos cuidados primários. No entanto, 33% dos nossos inquiridos citaram uma série de obstáculos a esta prática. A recusa de deixar de fumar por parte de pacientes não cooperantes foi citada como o principal obstáculo. A falta de tempo e de formação dos profissionais e a ausência de uma rede coordenada que facilite a integração dos médicos de família nos cuidados multidisciplinares foram igualmente citadas. Por conseguinte, os médicos de família devem ser sensibilizados e formados nas questões e na prática da educação e devem ser mais capazes de convencer os doentes do valor da abordagem educativa.

CONCLUSÃO

Apesar dos progressos realizados no domínio das doenças crónicas, a doença pulmonar obstrutiva crónica continua a ser uma doença pouco conhecida e o parente pobre da educação terapêutica. O papel da educação deve ser mais bem definido e claramente assegurado numa base multidisciplinar, envolvendo o médico de família em benefício do doente. É ainda necessário definir objectivos adaptados às necessidades dos médicos e dos doentes...

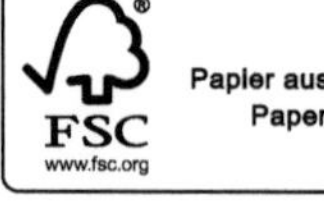

MIX
Papier aus verantwortungsvollen Quellen
Paper from responsible sources
FSC® C105338

Printed by Books on Demand GmbH, Norderstedt / Germany